孕产期健康指导

备孕、分娩、产后康复

主 编 姜 梅

副主编 宋丽莉

编 者 （以姓氏笔画为序）

刘 宏 李 莉 李立梅 宋丽莉

张 娥 赵 燕 姜 梅 奚凤娟

郭向红 韩冬韧 韩翠存

科 学 出 版 社

北 京

内 容 简 介

本书由北京妇产医院护理专家编写，采用问答形式，介绍了备孕、孕期保健、舒适分娩、产褥期康复、母乳喂养、新生儿护理等方面的知识。作者在工作中积累了丰富的经验，收集了大量孕产妇所关注的热点问题，解答的问题切中读者需求，故有很好的专业指导性。

本书内容通俗易懂、实用性强，是孕产妇在备孕、怀孕、分娩、新生儿喂养及护理宝宝时的必备参考书。

图书在版编目(CIP)数据

孕产期健康指导：备孕、分娩、产后康复 / 姜梅主编.
—北京：科学出版社，2019.1

ISBN 978-7-03-060180-3

Ⅰ．①孕… Ⅱ．①姜… Ⅲ．①孕妇—妇幼保健—基本知识 ②产妇—妇幼保健—基本知识 Ⅳ．①R715.3

中国版本图书馆 CIP 数据核字(2018)第 288765 号

责任编辑：马 莉 / 责任校对：赵桂芬
责任印制：徐晓晨 / 封面设计：吴朝洪

科 学 出 版 社 出版
北京东黄城根北街 16 号
邮政编码：100717
http://www.sciencep.com

北京虎彩文化传播有限公司 印刷
科学出版社发行 各地新华书店经销
*
2019 年 1 月第 一 版 开本：850×1168 1/32
2020 年 1 月第二次印刷 印张：9 3/8
字数：249 000
定价：35.00 元
（如有印装质量问题，我社负责调换）

前　言

　　首都医科大学附属北京妇产医院是一所三级甲等妇产专科医院，每年约有15 000名宝宝在这里诞生，宝宝的出生给家庭带来了希望与欢乐，但是在孕育宝宝的过程中，准妈妈在充满希望和喜悦的同时，也要历经一些艰辛与困惑，在备孕、妊娠、分娩、产褥期等阶段会遇到各种各样的问题，为了保持孕产期健康，满足准妈妈及其家庭对孕育、抚养宝宝的相关知识需求，由首都医科大学附属北京妇产医院长期从事临床护理工作的专家，结合广大孕产妇的实际需求与最新理念编写本书以答疑解惑。本书分为9章，介绍备孕、孕期保健、舒适分娩、产褥期康复、母乳喂养、新生儿护理等方面知识，将孕产期所需健康教育知识以问答题形式介绍给广大读者。本书站在孕产妇的角度提出问题，以围生期保健专业人员的视角回答问题，内容通俗易懂、实用性强，是孕妈妈备孕、孕期、分娩、喂养及护理宝宝的必备科普图书。

　　本书若有编写不足之处，请广大读者提出宝贵意见。

姜　梅

首都医科大学附属北京妇产医院

2018 年 12 月

目　　录

第1章　备孕阶段 ·· 1

 第一节　孕育健康宝宝的准备 ·····················2

 第二节　孕前口腔保健的重要性 ·················6

第2章　孕期护理 ·· 11

 第一节　早孕期保健 ······························· 12

 第二节　孕期常见症状与应对措施 ··········· 17

 第三节　孕期正确生活方式及安全问题 ····· 28

 第四节　音乐与胎教 ······························· 35

 第五节　孕期合并症及其他疾病的用药安全 ········· 37

 第六节　孕期营养 ································· 48

 第七节　孕期体重管理 ·························· 68

 第八节　孕期乳房护理 ·························· 72

第3章　产前诊断 ·· 75

 第一节　产前诊断相关问题 ···················· 76

 第二节　唐氏筛查的意义 ························ 79

 第三节　有关羊膜腔穿刺术及脐带血穿刺问题 ····· 82

第4章　分娩准备与注意事项 ···················· 89

第一节　临近预产期准备及注意事项 ················· 90

第二节　有关自然分娩 ································· 96

第三节　引产需要注意的问题 ······················· 104

第四节　胎膜早破的相关问题 ······················· 106

第5章　正常分娩常见问题与应对措施 ················· 111

第一节　关于产程进展问题 ························· 112

第二节　产程中用药问题 ··························· 123

第三节　安全分娩注意事项 ························· 125

第四节　关于会阴侧切及自然裂伤问题 ··············· 135

第五节　关于要和医生讨论的手术分娩问题 ··········· 139

第六节　关于陪伴分娩 ····························· 145

第七节　关于分娩镇痛 ····························· 152

第6章　产褥期护理 ································· 161

第一节　产褥期生理变化 ··························· 162

第二节　有关产后排尿问题 ························· 167

第三节　产褥期会阴部护理 ························· 169

第四节　产褥期饮食、休息、睡眠、活动 ············· 171

第五节　剖宫产术后护理 ··························· 182

第六节　产后特殊情况护理 ························· 186

第7章　新生儿及婴幼儿护理 ······················· 193

第一节　早期新生儿保健及护理 ····················· 194

第二节　新生儿居家护理 ··························· 207

第三节　新生儿预防保健 ··························· 219

第四节　新生儿特殊护理及早产儿护理 ··············· 223

第五节　婴幼儿日常护理及口腔保健问题·····················232

第 8 章　母乳喂养···241

第一节　分娩后母乳喂养·····································242

第二节　母婴患病期间如何哺乳·····························271

第 9 章　生殖技术与生殖调节·····························279

第一节　辅助生殖技术···280

第二节　妇科及计划生育问题·································285

第 1 章

备 孕 阶 段

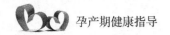

第一节 孕育健康宝宝的准备

1.什么是优生、优育？

优生是生育身体健康、智力正常的后代，防止因遗传性、先天性和产伤性因素导致生育痴呆、有精神病和其他缺陷的后代。优育就是让每个出生的婴儿都可以受到良好的教育。

我国现阶段优生的规定如下：①直系血亲和三代旁系血亲禁止结婚；②患麻风病未治愈或其他在医学上认为不应当结婚的疾病者禁止结婚；③禁止早婚。

2.最佳的生育年龄是多大？

女性最佳生育年龄是 24～29 岁。此时期的妇女身体发育完善，卵子更优质，精力好，易受孕。妇女低于 18 岁或高于 35 岁生育者，出现怀孕相关并发症的概率会增高。

3.高龄孕妇有哪些生育风险？

高龄孕妇是指生育年龄超过 35 岁，高龄妇女怀孕后发生流产、早产、畸形儿、愚型儿的概率比正常孕龄妇女风险高。

4.哪些情况不宜怀孕？

（1）男女双方有遗传病，在计划怀孕前双方到医院进行产前诊断，听取医生建议后可以怀孕。但一方或双方患有严重的遗传病，子代再发风险高，要进行遗传咨询、相关检查，如果不宜怀孕医生会给出建议。

（2）在各种性病（如梅毒、淋病、尖锐湿疣、生殖器疱疹等）没有治愈前，因其可以引起胎儿宫内感染，不宜怀孕。如为确诊 HIV 感染或艾滋病的患者，建议孕前要进行相关检查、咨询，听取医生建议，再做出生育决定。

（3）女方患有病毒性肝炎如处于甲型、乙型、丙型、丁型、戊型等肝炎的感染期，建议治疗后再怀孕。

（4）男女双方或一方确诊为肺结核，未治愈前不宜怀孕。

（5）男女双方或任何一方确诊为重型精神病，在治疗期间不宜怀孕。

（6）心脏病、肾病等病情未控制、治愈前不宜怀孕。

5.为什么孕前要补充叶酸?

叶酸是一种水溶性 B 族维生素，是机体细胞生长和繁殖所必需的物质。叶酸是胎儿生长发育不可缺少的营养素，孕妇缺乏叶酸有可能导致胎儿出生时出现低体重、唇腭裂、心脏缺陷等。如果在怀孕后前 3 个月内缺乏叶酸，可引起胎儿神经管发育缺陷，所以需要在怀孕之前 3 个月至怀孕后的前 3 个月内每天补充 0.4mg 叶酸或含叶酸的多种维生素，这样可以降低 70%的胎儿先天性神经管畸形发生风险。

6.停用口服避孕药多久适宜怀孕?

复方短效口服避孕药激素含量低，停药后即可怀孕，不影响子代的生长与发育。长效避孕药因激素含量较高，停药 6 个月后再怀孕较为安全。

7.取出宫内节育器后多久适宜怀孕?

不含药物的宫内节育器取出后，恢复一次月经即可怀孕。含药物的宫内节育器取出后最好在 6 个月后怀孕，以彻底消除药物的影响和调整子宫内环境。

8.备孕阶段夫妻双方都要注意什么？

为了生一个健康、聪明的婴儿，一定要有准备、有计划的怀孕。除了要到医院进行检查、优生优育咨询外，还需注意以下几点。

（1）合理营养，控制饮食，不偏食，饮食全面均衡。

（2）避免接触有毒、有害物质和环境，如放射线、高温、汞、铅、苯、农药等。

（3）避免密切接触猫和狗等宠物，防止弓形虫感染引起流产、胎儿畸形和发育迟缓等。

（4）避免吸烟、饮酒等，避免经常熬夜，生活要有规律。

（5）加强体育锻炼，工作要劳逸结合。

（6）避免精神高度紧张，保持积极乐观的心态。

（7）避免使用含有"孕妇不可使用或慎用"标志的药物。

9.备孕阶段的妇女体检时哪些检查要慎重选择？

备孕阶段的妇女体检时要慎重选择胸透、骨密度、CT 等有放射线的检查。虽然目前使用的 X 线照射，放射剂量较低，在体内蓄积时间短，相对比较安全，但为了慎重起见，计划 3 个月内怀孕的妇女体检时可不选择有放射线的检查。

10.为什么要做孕前检查？

进行孕前检查可以提高出生人口素质，减少婴幼儿出生缺陷和先天性疾病，保障母婴安全。如果准备怀孕，建议提前3~6个月到医院进行孕前检查和优生优育咨询，了解身体状况，以及是否存在影响生育的健康问题。

11.怀孕前要做哪些检查项目?

孕前检查包括医学检查和优生优育咨询。需要男女双方共同检查,包括一般情况检查、体格检查、辅助检查、专项检查。

一般情况检查:包括既往病史、用药史、手术史、过敏史、孕育史、家族史、饮食营养、生活习惯、环境毒害物接触史、社会心理因素等项目。

体格检查:男女双方的生殖系统检查,妇科和男科专科检查等。

辅助检查:女性要检查生殖道分泌物,了解阴道感染情况,因其可导致不孕症、异位妊娠等。男性要检查精液的情况,主要检查其数量、质量、活动能力、是否存在病菌等。还要做血常规(包括血型)以及早发现贫血等血液系统疾病。尿常规有助于肾脏疾病的早期诊断。

专项检查:要做肝功能(包含两对半)检查,有助于各型肝炎、肝损伤的诊断。还要筛查影响怀孕的疾病,如是否患有高血压、心脏病、糖尿病、甲状腺疾病等。

12.有胎停育病史的妇女孕前需要做什么检查?

曾经有过胎停育史的妇女,在准备下次怀孕前夫妇双方应共同到医院进行优生咨询,或到妇科就诊,做流产系列检查。

13.携带乙型肝炎病毒的妇女孕前需要做哪些检查?

乙型肝炎病毒携带者在怀孕前应进行肝功能、血清 HBV DNA 检测及肝脏B超等检查。如果存在肝功能不正常、血清 HBV DNA 高水平、肝脏B超有特殊改变则一定要到传染病医院就诊,进行积极治疗。怀孕在一定程度上会加重肝脏负担,导致孕妇肝功能减退,甚至发展成重型肝炎。在分娩时此类妇女有发生产后出血、肝

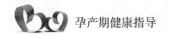

衰竭、死亡等风险。因此妇女在肝功能正常、血清 HBV DNA 低水平、肝脏 B 超无特殊改变时才可以准备怀孕。

第二节　孕前口腔保健的重要性

14.为什么建议怀孕前看牙科?

育龄妇女在计划怀孕前,建议其进行全面的口腔检查,并积极治疗已经存在的口腔疾病。不要带着牙病怀孕,因为怀孕后孕妇进食次数增多,喜甜食,很容易导致牙齿菌斑的堆积,加上体内激素水平升高,可使原有的牙龈慢性炎症加重。孕期如有牙龈炎、口腔炎症,则可引起菌血症,其通过血液传播引发胎盘感染,导致早产和低体重儿。

15.怀孕后何时适宜看牙科?

怀孕期间进行简单的补牙、洗牙是可以的。但由于怀孕的前3 个月易出现早孕反应,孕妇容易呕吐,治疗牙病时容易出现紧张、焦虑,这时接受治疗可能会诱发流产。怀孕的后 3 个月,孕妇体态笨重,行动不便,躺在牙科椅上接受治疗会感到不舒服,要避免在此阶段治疗。孕妇接受口腔治疗最适宜的时期是孕中期,即怀孕 4～6 个月时。在治疗前要主动告诉医生自己的状况及孕周,以便医生选择最佳治疗方案。

16.孕妇易患哪些口腔疾病?

孕妇易患妊娠性龈炎、龋齿、智齿冠周炎。
(1)牙龈炎:女性在怀孕期间内分泌发生很大变化,血液中的黄体酮含量显著增高，可导致激素水平失调，使牙龈的毛细血管弹性减弱，血管通透性增加，牙龈内炎症细胞和液体渗出量增加，容易出血。牙龈炎多发生在怀孕2～4个月，孕中期达高峰，分娩后逐步消失。因此孕前要积极治疗口腔疾病，正确刷牙并使用牙线，保持牙周组织健康。

（2）龋齿：由于怀孕后出现早孕反应，刷牙容易引起呕吐，孕妇对口腔卫生要求降低，同时怀孕后进食次数增加、喜酸甜食物等易造成口腔酸碱度变化，导致牙齿脱钙，易出现龋齿或龋齿增多。所以，备孕妇女应在孕前积极检查和治疗龋齿，不要带着牙病怀孕。

（3）智齿冠周炎：由于颌骨和其他牙齿的阻碍，智齿不能完全萌出，被牙龈覆盖，阻生智齿之间存在较深的间隙，易积留食物残渣，导致细菌滋生而直接引起急性、慢性炎症。因此孕前应进行口腔情况检查，了解智齿的发育情况，如有问题积极治疗。

17.孕妇患牙龈肿胀、出血等牙周疾病对胎儿有什么影响？

孕妇患牙周疾病时，细菌可进入血液，并随血液循环进入体内，长时间潜伏可威胁孕妇健康。细菌可通过母体从胎盘进入胎儿体内，炎症因子异常增高对胎儿的生长和发育也可造成障碍，增加胎儿早产和低体重的风险。

18.孕妇的龋齿较多会增加子代患龋齿的概率吗？

如果孕妇的龋齿较多又未及时治疗，婴儿出生后与妈妈口对口接触时，妈妈会把口内造成龋齿的细菌传播给婴儿，婴儿今后患龋齿的概率会大大增加。

19. 孕妇吸烟、饮酒对子代口腔健康有什么影响?

香烟中含有多种致畸物质,研究发现,孕妇吸烟与子代先天性唇腭裂发生有关。高浓度酒精对不同发育时期的胚胎均有不同程度的抑制作用,孕期饮酒可以引起胎儿颌面部发育畸形。

20. 孕妇口腔疾病治疗时机如何选择?

(1)孕早期:应尽量避免口腔治疗及 X 线照射。

(2)孕中期:是口腔疾病简单治疗相对安全的时期,如龋齿充填。此期可以进行口腔检查和牙周定期维护。复杂治疗建议延至产后进行,尽量避免 X 线照射;接受治疗时牙科椅不宜过分倾倒,要采取舒适体位,防止孕妇眩晕摔倒。

(3)孕晚期:不适合口腔治疗,因其易引起早产。

21. 怀孕期间牙痛怎么办?

牙痛的原因若是由龋齿引起的牙神经发炎,则需要根管治疗,就是通常说所的"杀神经"。但如治疗时用药,则可能对胎儿产生不利影响,应根据病情选择保守治疗方案以解决急症。对于比较复杂的治疗,建议分娩后再进行。

牙痛的原因若是由智齿引起的周围牙龈发炎,则可到医院进行局部冲洗、用药,配合使用漱口水,待分娩后将智齿拔除。

22. 怀孕期间能洗牙、拔牙吗?

怀孕期间可以洗牙。洗牙可以治疗妊娠性龈炎,控制牙周病,对孕妇有好处,而且对胎儿没有影响。为了消除对洗牙的恐惧,孕妇可以在洗牙前仔细咨询医生,了解相关知识。洗牙是专业性很强的工作,应该到正规医院找专业医务人员完成,以避免感染其他疾病。

怀孕期间最好不要拔牙，怀孕的前 3 个月拔牙容易发生流产，后 3 个月容易早产，但对于反复发炎不能保留的牙齿，炎症消除后可在怀孕 4～6 个月时拔除。

23.孕期能否进行牙科 X 线检查？

X 线检查是诊断口腔疾病的重要手段，牙科 X 线剂量小，范围局限，远离下腹部，相对安全。但还是尽量避免在孕期进行 X 线检查，若必须要拍牙片，要在医生的帮助下做好防护。一般情况下孕期不做全口系列 X 线片。

24.孕妇需要每天刷牙吗？

有些妇女认为怀孕后刷牙，易使牙齿脱落，这种想法是错误的。备孕阶段要学习正确的刷牙方法，保证口腔健康。

（1）刷牙原则：每日早晚刷牙，饭后漱口，睡前刷牙之后不要再进食。

（2）刷牙方法：上牙从上向下刷，下牙从下向上刷（竖刷法），咬合面来回刷，把牙齿的各个部位里里外外都刷净。

（3）刷牙时间：约需要 3 分钟。

孕期还要正确使用牙线，因为刷牙只能清洁牙齿的表面部分，对无法清洁的牙缝隙可以使用牙线来清洁。

25.孕期使用的牙具应如何选择？

选择牙具的注意事项：①牙刷的选择，孕期的女性因口腔组织敏感性增高，刷牙时要选用刷头小、刷毛软、磨毛的保健牙刷，牙刷用后将牙刷头朝上，放置在通风的地方，3 个月更换 1 次；②可根据情况选择功能牙膏（如含氟牙膏）。

第 **2** 章

孕 期 护 理

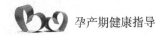

第一节　早孕期保健

1.停经多久能测出是否怀孕?

最早在受精卵形成 1 周后,就可以检测出是否怀孕。受孕 10 日左右,可以通过血液检测人绒毛膜促性腺激素(HCG)确认。早孕试纸和验孕棒都只能作为怀孕筛查的第一步,并不能作为宫内怀孕的确诊方法,为了避免异位妊娠漏诊及保证胎儿的健康发育,建议到医院做进一步检查。

2.怀孕几周可以听到胎心?

正常情况下,怀孕 6 周时就可以通过 B 超监测到胎儿的原始心管搏动,于 12 周可以用多普勒胎心听诊仪检测胎心率,怀孕 18～20 周可在腹部用一般的听诊器听到胎心。胎心如钟表的嘀嗒声,速度较快,正常胎心率为每分钟 110～160 次。

3.为什么孕早期要做 B 超进行胎儿颈部透明带筛查?

胎儿颈部透明带(NT)是指胎儿颈部皮下的无回声带,位于皮肤高回声带与深部软组织高回声带之间,是孕早期所有胎儿均可出现的超声现象。怀孕 11～14 周要进行 NT 筛查,NT 异常增厚与胎儿畸形尤其染色体异常密切相关,是诊断胎儿唐氏综合征的有效手段。

4.孕期检查包括哪些内容?

孕期检查根据孕妇的孕周、是否患有高危妊娠的疾病不同,检查的频次、内容不尽相同。检查的基本内容包括胎心率、子宫高度、腹围、血压、体重、血尿常规、生化系列、B 超等。怀孕28 周以前每月检查 1 次，28～36 周每 2 周检查 1 次，36 周以后每周检查 1 次。

具体检查可参考表 2-1。

表 2-1　不同孕周相关检查及目的

孕周	特殊检查内容	检查目的
7 周	B 超检查（需憋尿）	核对孕周及胚胎发育情况，确定宫内妊娠
11～14 周	B 超检查（NT） 甲型肝炎、乙型肝炎、丙型肝炎、梅毒、艾滋病感染的相关检查；不规则抗体、肝功能、肾功能、血常规和血型、尿常规、心电图等	孕早期筛查胎儿畸形 建档需要的系列化验
17～18 周	唐氏综合征筛查（需抽空腹血）	胎儿先天愚型筛查
21～24 周	B 超检查（不需憋尿）	孕中期排查胎儿畸形
24～28 周	OGTT（需空腹抽血）	筛查孕期糖尿病
28～32 周	B 超检查（不需憋尿）	排查胎儿畸形
34～37 周	骨盆检查、复查肝肾功能	确定分娩方式
36～40 周	胎心监护	监测胎儿宫内情况
36～40 周	2 周 1 次 B 超检查	监测胎儿大小、羊水量、胎盘功能等

注：OGTT.口服葡萄糖耐量试验

5.胎盘功能检查有什么意义？

通过胎盘功能检查间接了解胎儿在宫内的健康状况。胎盘功能检查包括胎心率监测、孕妇尿雌三醇及血清人胎盘生乳素测定等。如果胎动减少、孕妇尿雌三醇和血清人胎盘生乳素数值低于正常值，提示胎盘功能低下。

6.早孕期做 B 超是否对胎儿有影响？

目前彩色多普勒超声在产科领域的应用非常普及，对胎儿的安全性也受到大家关注。产科 B 超应用据国内外的报道认为，对于胎儿在安全阈值剂量内，无潜在的危害。

7.什么是早孕反应？约持续多久会消失？如何减轻早孕反应症状？

早孕反应是一种正常的生理现象。孕早期孕妇出现头晕、乏力、嗜睡、食欲缺乏、厌油、恶心、呕吐等为早孕反应，呕吐多在清晨或空腹时发生。大部分孕妇早孕反应从怀孕第 6 周左右开始，高峰在第 10 周左右，要持续到第 12 周左右早孕反应才会慢慢减轻。但是有些孕妇的早孕反应会持续到怀孕 4～5 个月时，这也属于正常情况。早孕反应是孕妇身体适应新的环境和保护胎儿不受侵害的一种自然表现，并非疾病，不要过于紧张。

在怀孕早期，可以通过以下方法来减轻早孕反应的症状。

（1）保持心情舒畅，可以通过踏青、散步、听音乐放松心情，从而减轻早孕反应的症状。

（2）在饮食上注意搭配，少吃油腻荤腥的食物，以清淡口味为主。每日少食多餐，许多女性在早上刚起床就感觉恶心或出现呕吐现象，这是空腹引起的。有早孕反应时，孕妇爱吃带酸味的食品，可以用一些话梅干、橘干等增进食欲。选择富含纤维素的食品，防止便秘。呕吐会使体内水分丢失，要注意补充，可多食用水果、蔬菜、牛奶、汤类。

（3）帮助孕妇消除心理压力，丈夫应该体贴关心妻子，帮助妻子度过早孕期。

（4）加强体质锻炼。

8.怀孕多少周开始做胎心监护？

怀孕 30 周以后需要做胎心监护，目的是通过电子监护仪描记胎心率及胎心一过性变化。

无应激试验（NST）是指在无宫缩、无外界负荷刺激情况下，观察胎动时胎心率变化，以了解胎儿的贮备能力，是否发生了宫内缺氧。方法：试验时孕妇取半卧位或坐位，至少连续记录 20 分钟，以此作为一个单位，如 20 分钟内无胎动再延长 20 分钟监护时间，一般认为 20 分钟至少有 2 次以上胎动伴胎心率加速＞15 次/分（每分钟心搏次数），持续时间＞15 秒为正常，此种情况称为反应型，胎心监护单上会描述 NST（＋）。

注意事项如下。

（1）避免空腹，孕妇空腹导致胎儿血糖偏低。

（2）监测前需排空膀胱，孕妇膀胱充盈可致盆腔空间狭小，影响胎儿活动，监测时间为 20～40 分钟。

（3）避开胎儿睡眠周期，其醒睡周期为 20～60 分钟，也可达 2 小时。尽量避免干扰因素致假阴性率的发生。

9.怀孕后为什么会感觉乳房发胀？

怀孕后在雌激素和孕激素的共同作用下，乳房在怀孕第 8 周开始逐渐增大、充血明显，乳头增大、着色、易勃起，乳晕颜色加深，乳头周围有深褐色结节等现象，这些变化是正常现象，乳房发胀其实是乳房发育为泌乳做准备。

10.怀孕后为什么会有尿频现象？

怀孕 8 周以后，孕妇排尿次数增多，是增大的子宫压迫和刺激膀胱所引起的，12 周以后子宫超出盆腔，膀胱不再受压，尿频

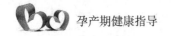

症状自行缓解。

11.怀孕早期小腹疼痛正常吗？

怀孕早期，有个别孕妇会有小腹轻微疼痛或腹部发紧的感觉，这是由孕期生理变化引起的，属于正常生理现象，很快就会缓解。但遇到腹痛比较明显，或者伴有阴道出血的异常表现时，应提高警惕，及时到医院检查，排除先兆流产、异位妊娠等可能。

12.怀孕后经常感到"烧心"正常吗？

孕妇常有"烧心感"，这是因子宫增大造成胃部受压导致的。饭后立即卧床、进食过多或摄取过多脂肪及油炸食品均会加剧"烧心"症状。因此，孕妇应采取少食多餐的饮食原则，可以减少胃内容物，以缓解症状。

13.孕早期为什么会经常出现腹胀？

怀孕后胃肠道活动减少，胃肠内积聚气体引起腹胀。孕妇应选择容易消化的食物，尽量不进食容易产生气体的食物。适当选择水果、蔬菜，少食多餐，进食不宜过饱。适当运动可促进胃肠蠕动，养成定时排便习惯，保持大便通畅，减轻腹胀症状。

14.孕期出现什么情况属于高危妊娠？

在怀孕期间有某种并发症、合并症或致病因素可能危害孕妇、胎儿或导致难产的一类妊娠属于高危妊娠，如妊娠期高血压疾病、胎盘早剥、前置胎盘、多胎妊娠、胎儿生长受限、胎儿窘迫（宫内缺氧）、胎膜早破、高龄初产、胎位异常、妊娠合并内科疾病、妊娠合并外科疾病等。

第二节 孕期常见症状与应对措施

15.为什么很多孕妇会有孕吐现象？

怀孕早期可出现一些消化道症状，即孕妇体内 HCG 增多、胃酸分泌减少、胃排空时间延长而导致恶心、呕吐。通常在怀孕 6 周左右出现，3 个月左右孕吐症状逐渐消失。严重呕吐会引起水、电解质紊乱，应引起重视，及时到医院就诊。

16.缓解孕吐有哪些措施？

在饮食上要注意选择易消化、口味清淡、能增进食欲的食物，避免油腻、辛辣和有强烈气味的食品。应少食多餐，进食时间随着孕妇的反应适当调整，可以在呕吐之间进食。这个时候不必勉强孕妇多吃，也不必担心胎儿会营养不良，因为这个时期的胎儿还很小，需要的营养物质有限。做能使自己感觉良好、心情愉悦的事情，良好的心情对母婴都很重要。适当参加一些轻缓的活动，如散步、做孕妇保健操等，既改善心情又强身健体，以此来减轻怀孕早期恶心、呕吐的现象。

17.孕吐症状严重时能用药吗？

孕吐症状严重者可以在母婴安全范围内合理用药，如维生素 B_1、维生素 B_6 及中药等。妊娠剧吐者需要通过静脉输液、针灸等治疗方法维持体液及新陈代谢平衡。不要自己用药，应在医生的指导下用药，避免影响胚胎发育。

18.先兆流产有哪些症状，应该怎么办？

流产主要表现为停经后阴道出血和腹痛，如出现阴道出血和腹痛要及时就诊。若出现停经后阴道出血和腹痛应卧床休息，禁止性生活，保证大便通畅。重视心理调适，保证情绪稳定。

19.什么原因会造成流产？

造成流产的原因很多，有胎儿因素、母体因素、遗传因素、环境因素，其中任何一个环节出现问题都会造成流产的发生。

20.怀孕后哪个阶段容易流产？

一般在怀孕最初 3 个月内最容易发生流产，因为前 3 个月内胎盘还没有形成，所以很容易引起流产，建议前 3 个月要格外注意，慎性生活，注意饮食卫生，避免过度劳累，也不要到人群密集的地方，避免感染疾病。

21.流产后要注意些什么？

流产对身体会产生一定影响，因此要注意保健，适当地加强营养。流产后会或多或少有一定量的失血，加上早孕阶段的早孕反应，有些人还会出现轻度贫血。因此，流产后注意饮食的营养均衡。

要注意个人卫生。流产后，宫口开放至完全闭合需要一定时间。这时抵抗能力较弱，所以流产后，要特别注意个人卫生。要保持外阴部清洁，内裤要常洗常换。流产后 1 个月内，子宫尚未完全恢复，要严禁性生活和盆浴以防感染。防止过度疲劳。流产后一般身体会比较虚弱，应休息 2 周，不可急于再次怀孕。流产后子宫内膜需要 4～5 个月的时间才能恢复正常，在此期间，应注意避孕，防止短时间内再次怀孕。

22.流产后，如何为下次怀孕做好准备？

为了确保下次怀孕的成功，应注意：流产原因明确的，要接受对因治疗，如黄体功能不足、生殖器畸形等。有习惯性流产史者下次妊娠后应卧床休息，加强营养，禁止性生活并配合医生积极保胎治疗。

23.如何判断自己怀孕了？

育龄妇女没有采取避孕措施就有可能怀孕。判断怀孕与否最常用的方法是使用"早早孕"试纸或 HCG 测定。一般受精卵着床后 7 日，以及排卵后 14 日就可有阳性检测结果。月经规律者停经 40 天后进行尿妊娠试验或 B 超检查也可以帮助判断早期怀孕。

24.怀孕多少周能感受到胎动？

胎动是胎儿在子宫内冲击子宫壁的活动。妊娠 16 周后部分孕妇在安静状态下，可感觉到很轻微的胎动。大多数孕妇在孕 16~20 周时可感受到胎动，孕 28~32 周时达高峰，孕 38 周后又逐渐减少。

25.如何计数胎动？

孕 16~20 周时，孕妇可感觉到胎动。胎动与胀气、肠胃蠕动或饿肚子的感觉相似；孕 20 周后胎动时，孕妇可以感觉到胎儿的翻滚动作。临近分娩时，胎动会减少，孕妇要做好自数胎动。从孕 28 周起每日早、中、晚各计数 1 小时胎动，可取坐位或侧卧位，将两手轻放腹壁上体会胎动，正常胎动为每小时 3~5 次，将 3 次计数的胎动相加乘以 4 为 12 小时胎动数，12 小时胎动在 30 次以上为正常，10 次以下时，应及时到医院检查。

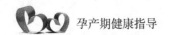

26.孕妇是否需要每天吸氧？

正常孕妇怀孕期间不用吸氧，对于高危妊娠或有其他合并症的孕妇，如发生胎儿缺氧情况，可根据医嘱每日吸氧 2 次，每次 30 分钟，吸氧有助于增加胎盘供氧，预防胎儿窒迫。吸氧时以每分钟 2～3L 的低流量给氧为宜。

27.为什么部分孕妇改变体位时会有头晕的感觉？

部分孕妇从卧位改变为站立位时会突然出现头晕的感觉，这可能是发生了仰卧位低血压综合征。怀孕期间增大的子宫压迫下腔静脉，使血液回流受阻，孕妇长时间仰卧，可引起回心血量减少，每搏量降低，血压下降，称为仰卧位低血压综合征。孕妇应尽量避免长时间处于仰卧位，尤其孕晚期，应选择侧卧位。起床时不要太着急，先坐，再站立，然后再走，避免发生仰卧位低血压综合征，造成跌倒、摔伤等。

28.为什么有些孕妇会发生手腕麻木和刺痛？

一些孕妇有时会感到手腕针刺和灼热感，有时会从手腕延伸至整个肩部，这种症状称为"腕管综合征"。这是因为怀孕时体内积聚了大量的额外体液，使通过腕管的神经和肌腱受压，造成手腕麻木和刺痛。孕妇可以通过减少手部活动量，工作打字时注意增加腕部舒适度或让手腕放平、在手腕下垫鼠标垫等方法改善手腕麻木和刺痛症状。

29.孕期发生下肢水肿正常吗？

孕中晚期，增大的子宫压迫下腔静脉，导致下肢血液回流不畅，孕妇常会出现下肢水肿。另外由于体内激素水平的变化，身体对水及钠、糖分的代谢能力下降，也会引起水肿。水肿最初可表现为体重的异常增加（即隐性水肿），每周＞0.5kg，或出现凹陷性水肿，多由踝部开始，延至小腿、大腿、外阴部、腹部。

孕期下肢水肿不一定是异常，如果白天出现水肿，经过一夜的休息，第 2 日晨起水肿有所减轻或消退，为生理性水肿，反之是病理性水肿。另外妊娠期高血压疾病也会出现水肿症状，需要及时就诊，结合血压、血尿化验等做出是否为异常情况的诊断。

饮食上应注意采取清淡饮食，控制盐的摄入，食用红豆、绿豆芽、冬瓜等有利尿作用的食物以利于消肿。休息时可抬高下肢，加速下肢血液回流。

30.如何减轻下肢及外阴静脉曲张？

怀孕后由于增大的子宫压迫盆腔静脉，影响下肢静脉回流，从而会加重下肢及外阴静脉曲张。孕妇可以采取预防措施，改善下肢静脉回流状况，缓解症状。对已出现症状的孕妇可采取以下措施：增加卧床休息机会；坐位时尽可能抬高双腿；避免过久站立；避免穿环形紧口袜。

31.如何预防孕期下肢肌肉痉挛？

引起孕期下肢肌肉痉挛症状的原因如下：子宫增大压迫下肢神经、体位不舒服、寒冷、劳累和体内钙磷比例失调导致神经应激增强。孕妇可多食富含维生素 B、钙的食物处理方法：不建议穿高跟鞋，以减少腿部肌肉紧张度；休息时抬高下肢、热敷、按摩腿部肌肉；如出现下肢肌肉痉挛还可以通过伸展腿部肌肉缓解。

32.如何缓解孕期腰背疼痛？

孕期随着子宫的增大，孕妇身体重心前移，为保持身体的平衡，孕妇多采取头和肩向后仰，腰部向前挺的姿势，腰背肌肉负重过多，就会出现腰背痛。另外子宫压迫神经及骨盆关节松弛也是腰背部疼痛的原因。在日常生活中应注意保持良好姿势，如坐位时背部靠在枕头或靠背椅的扶手上，盘腿坐位也有助于预防背部用力，可缓解疼痛。

33.如何改善孕妇失眠情况？

孕期失眠与多种因素有关，怀孕后由于雌激素和黄体酮分泌改变，胎儿不断长大，造成孕妇体重及身体各系统的器官功能变化，干扰正常的睡眠生理，出现睡眠障碍。改善睡眠措施：孕妇要注意养成规律的、良好的睡觉习惯；做好心理调适，减轻心理压力，保持身心放松；可以从事适当的体力劳动或运动；入睡前可以选择有助于睡眠的食物如牛奶等。

34.为什么孕妇会有妊娠纹？妊娠纹如何护理？

怀孕后随着子宫增大，初产孕妇腹壁皮肤弹性纤维过度伸展而断裂，使腹壁皮肤出现紫色或淡红色不规则的裂纹，称妊娠纹。妊娠纹是腹壁及大腿的皮肤过度伸展，皮下的一些弹性纤维发生断裂，毛细血管破裂，少量血液渗出所致，产后变为银白色，持久不退。

对于减少妊娠纹，可以通过孕期适当的锻炼，增加皮肤对牵拉的抗力，也可以在局部皮肤涂优质及滋润度高的护肤油（最好是橄榄油），并做适当按摩，保持皮肤弹性。孕妇体重增长控制在合理范围内，同时也控制了胎儿体重增长，可以减少腹部妊娠纹的出现。

35.如何应对孕期皮肤瘙痒？

孕期皮肤瘙痒常见于妊娠肝内胆汁淤积症，其是一种比较特殊的疾病，发病与雌激素升高、抗心磷脂抗体有关，确切发病机制尚不十分明确。其以孕中晚期无皮肤损害的皮肤瘙痒为主要特点，多始于手掌和足底，蔓延至大腿和腹部，搔抓不能缓解，孕妇可伴有轻度黄疸。治疗原则为缓解瘙痒症状，恢复正常的肝功能，降低血中胆汁酸的浓度，在药物治疗的同时做好胎儿监测，适时终止妊娠。

36.孕期出现大便干燥怎么办?

孕期发生的大便干燥，分为原发性和继发性。原发性是在怀孕前孕妇已有大便干燥病史，继发性是本次怀孕后发生。在孕早期和孕晚期两个阶段大便干燥较为常见，早期由于早孕反应食入量减少造成。孕晚期由于膨大的子宫压迫盆腔，盆腔内空间受到限制，使肠道蠕动减少，如果食物中缺乏粗纤维及饮水不足，就容易导致大便干结。

建议每日摄入足量的蔬菜，多食粗纤维食物，如燕麦粥、莜麦、芹菜、韭菜、笋类。多吃水果，多饮水，适当运动，生活规律，按时排便，这样大便干燥就可以慢慢纠正。

37.孕妇患有痔疮怎么办?

孕妇是痔疮的高发人群，发生率高达 76%，痔疮通常出现在孕后期（孕 28～36 周），特别是分娩前 1 周会有便秘出现，造成局部静脉曲张而形成痔。在怀孕期间，盆腔内的血液供应增加，增大的子宫压迫静脉，造成血液回流受阻。在怀孕期间盆腔组织松弛，也促使了痔疮的发生及加重。另外，直肠部位由于子宫压迫而血液淤滞，也会促使痔疮发生。饮食上要注意尽量不吃辛辣等刺激性食品。少吃不易消化的食物，以免引起便秘，加重痔疮。多吃含纤维素、有润肠通便作用的蔬菜和水

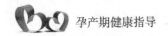

果，若有排便困难，可食用蜂蜜或一些含油脂的食物，如芝麻、核桃仁等。

38.孕妇为何感觉夜间尿频比白天严重？

怀孕早期，尿频就出现了，由于子宫不断增大，对膀胱造成压迫，导致膀胱容量减小，产生尿频。到孕中期，增大的子宫出骨盆进入腹腔，对膀胱的压迫有所缓解。进入孕晚期，由于胎头下降进入盆腔，对膀胱的压迫再次出现，尿频会明显。孕妇在孕晚期下肢静脉回流不畅出现下肢水肿的现象，夜间睡觉平卧时，下肢静脉回流增加，导致循环血量增加，最终通过肾代谢变成尿液，因而孕妇感觉夜间尿频比白天严重。

39.孕妇为什么不能憋尿？

有些孕妇碍于面子，在一些场合不好意思频繁上厕所而不得不憋尿，这样做对健康非常不利。憋尿会导致压力性尿失禁，由于孕妇的膀胱容量小，感觉有尿意却不排尿，孕妇腹压增加时，如咳嗽、大笑、打喷嚏、提重物等，就会出现不自觉的排尿。憋尿也可能诱发尿路感染、膀胱收缩功能下降等。如发生尿路感染，要用药治疗，其也给胎儿带来一定的风险。

40.孕妇如何应对尿频带来的尴尬？

在孕期，职场孕妇有时也会出席一些重要场合，应提前排尿，这样可以尽量减少中间上厕所的次数。有些孕妇会出现尿失禁现象，可以使用卫生护垫，避免尿湿裤子的尴尬。训练盆底肌肉张力有助于控制排尿，预防尿失禁，而且对产后恢复也有好处。

41.怀孕后孕妇如何缓解尿频?

应对孕期出现的尿频,孕妇要注意以下几个方面:①尽量排空膀胱。排尿时身体前倾能帮助孕妇排空膀胱,减少残留在膀胱中的尿液。②临睡前少饮水。白天饮水要少量多次,不要一次大量饮水,睡觉前 1～2 小时不要再饮水。③少进利尿饮食。孕妇吃西瓜、冬瓜、黄瓜、西红柿等利尿食品要适量。④放松心情。情绪紧张也会引起尿频。

42.孕妇为什么容易发生贫血?

孕期贫血常为生理性贫血,在孕期孕妇血容量增加 40%～45%,血细胞增加比血浆增加的量少,致使血液稀释。另一原因是孕妇缺铁引起的缺铁性贫血,从孕 20 周开始,由于母体红细胞增生加快和胎儿发育需求增多,每日需铁量增至 5～10mg。应多吃猪肝、瘦肉肉松、黑木耳、海带、紫菜、莲子、豆制品、虾皮等含铁丰富的食物,这些食物铁吸收率也较高。多吃些新鲜蔬菜、水果,能增加维生素 C,提高食物中铁的吸收率。补充铁的同时,应注意补充蛋白质,因血红蛋白的生成不仅需要铁,也需要蛋白质,只有补充足量的蛋白质才能提高补铁的效果。通过饮食补铁是防治孕妇缺铁性贫血的重要途径,已出现贫血的孕妇除调节饮食外,必要时遵照医嘱,使用药物补充铁剂,将血红蛋白纠正至 110g/L 以上。

43.为什么一些孕妇会发生耻骨联合分离症状?

耻骨联合是由 2 块纤维软骨组成,耻骨联合上下左右均靠韧带连接,当韧带损伤就会出现分离而产生症状。孕 7～10 周卵巢开始分泌松弛素,其能使骶髂韧带和耻骨间纤维软骨及韧带松弛，以适应妊娠和有利于胎儿娩出。一般轻度耻骨联合分离时临床症状不明显，但也有一些孕妇发生耻骨联合分离时，耻骨联合局部压痛与叩击痛明显，髋关节外展、外旋活动受限。耻骨联合分离多发生在孕晚期。因为慢性损伤，可能反复疼痛，必要时可佩戴专业的骨盆矫正带保护，以利于耻骨联合处恢复。以上症状多在产后 1 个月内恢复。

44.怀孕后还可以有性生活吗？

孕期能不能过性生活和怎样过性生活，一直是比较敏感的话题。适宜的性生活有助于感情和谐，使孕妇保持愉快、稳定的情绪，对腹中胎儿有利，医学上并不绝对禁止怀孕期间的性生活。然而孕期毕竟是女性的特殊时期，关系到胎儿安全，应在进行性生活时多加注意。

怀孕 12 周以前是胚胎发育阶段，处于不稳定状态，容易流产。孕妇由于早孕反应和顾虑胎儿安全，性欲和性反应受到抑制，尤其有习惯性流产者精神紧张，所以此期应特别谨慎。

怀孕 12～28 周胎盘已形成，胎儿发育较稳定，流产的危险比早孕期减小，可以有性生活，但要注意节制次数及强度。

怀孕最后 3 个月是妊娠晚期，此时子宫增大，腹部膨隆，应注意不要压迫腹部，采取较适宜的体位。临产前 1 个月应停止性生活，因为这段时间性生活可能造成早产、胎膜早破及宫腔感染。

45.孕妇卧床保胎时该如何活动？

孕妇如出现先兆早产、胎膜早破、中央性前置胎盘等情况时需卧床休息。卧床期间，由于活动减少，肠蠕动减慢，加之排便、排尿方式改变，给孕妇带来许多不适应，孕妇要调整心态，接受并配合治疗，以期得到母婴良好结局。卧床期间要选择适宜

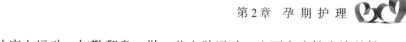

的床上运动，如勤翻身，做一些上肢运动，也可在病情允许的情况下，更换为半坐卧位，活动下肢，防止血栓发生。

46. 孕晚期孕妇为什么会经常感到腹部发硬?

在孕晚期孕妇子宫肌层敏感性增强，在受到一定刺激后，会出现宫缩现象，孕妇会感到腹部发硬。这种宫缩特点为无规律性、强度不增强，常在夜间出现，清晨消失，孕妇基本没有不适感。孕妇要注意休息，不要抚摸腹部而刺激子宫。

47. 胎儿在子宫里会大小便吗? 会吞咽羊水吗?

胎儿在子宫内会不断吞咽羊水，肾会产生尿液，怀孕 11～14 周胎儿肾已有排尿功能，至 14 周胎儿膀胱已有尿液，所以胎儿在孕妇子宫里就会小便了。当然，小便只能排到羊水里，然后再被自己吞咽下去，使羊水的量达到动态平衡。胎儿的小便还是很干净的，大部分肾的代谢废物会通过血液帮助排泄。正常时胎儿在宫腔内是不排胎便的，如果胎儿发生缺氧，且缺氧时间较长，胎儿肛门括约肌松弛就会有胎便排泄，从而羊水被胎便污染。

发育正常的胎儿从 20 周就开始有吞咽动作，而且能将周围的羊水吞咽下去。随着胎儿长大，每日吞咽的羊水也越来越多，动作也越来越娴熟，已经为出生后吸吮做好准备了。孕 36 周后，胎儿每日吞咽的羊水量可达到 500～700ml。

48. 怀孕多少周时才能决定分娩方式?

孕早期、中期还未涉及决定分娩的事项，因为胎儿在不断发育生长，且分娩方式要根据胎儿大小、孕妇的骨盆径线、是否有严重的内外科和产科合并症等来决定。一般情况下，孕 34 周做第一次骨盆鉴定，孕 37 周复测骨盆各径线后最终决定适宜的分娩方式。

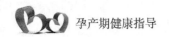

第三节　孕期正确生活方式及安全问题

49.孕妇适合选择哪些运动方式？

　　除有医学禁忌证外，孕妇应适量活动，选择室外散步、做孕妇保健操等活动比较适宜，其可以改善心情，强健身体。如果孕前一直进行游泳、瑜伽的锻炼，孕期也可以坚持进行。不管选择何种运动，孕妇要根据自己的体质和孕周适当选择锻炼方式和运动量。

50.如何利用分娩球进行孕期运动？

　　分娩球很适合进行孕期腹部和背部锻炼，怀孕后使用分娩球锻炼可以降低孕晚期背部疼痛的发生率，增加腹肌的柔韧性。①在分娩球上取坐位时可双腿向外分开，膝盖弯曲，在球上慢慢前后运动，注意保持双足着地。②保持双腿向外分开，膝盖弯曲的坐位，髋关节顺时针摆动5次，再逆时针摆动。同样要保持双足着地。

51.孕妇卧床休息时采取何种姿势对胎儿有利？

　　孕早期可以选择舒适卧位，孕晚期采取的左侧卧位是孕妇的最佳睡眠姿势。当孕妇采取左侧卧位时，右旋的子宫得到缓解，减少了增大的子宫对腹主动脉及下腔静脉和输尿管的压迫，同时增加了子宫胎盘的血流灌注量和肾血流量，使回心血量增加，也增加了各器官血供，有效减轻水钠潴留，从而减轻水肿现象。

52.孕妇如何着装？如何科学选鞋？

怀孕期间，孕妇应当选择质地柔软、透气性好、易吸汗、性能好的棉质衣料。因为怀孕期间皮肤非常敏感，如果经常接触人造纤维的面料，容易引起皮肤过敏。随着体型的变化，服装要宽松，尤其胸部、腹部、袖口处要肥大些，有助于排汗与活动。

孕妇选鞋时应注意：①防滑。孕妇鞋采用天然橡胶作为鞋底材质，保证在日常生活或特殊环境中的行走安全。②减震。减少孕妇走路时地面反射的震动，促进舒适。③保护足弓。托护足弓，防止孕妇因为体重急剧增加导致的足弓塌陷。④透气。针对孕妇足部爱出汗的特点，其防止足部由汗脚引起的细菌滋生，从而避免威胁母婴的安全。⑤鞋跟高度合适。孕后期由于腹部隆起导致孕妇上身后仰，以维持平衡，这样走路非常容易疲劳和腰酸背痛。孕妇选鞋时注意鞋跟不能过高，以免不好掌握平衡。

53.孕期阴道分泌物增多，如何保持外阴清洁？

孕期由于激素水平改变会造成阴道分泌物增多，其属于正常的情况，在此期间保持外阴的清洁干燥很重要，应每日更换内裤，清洗外阴。孕期的阴道免疫力较低，需要观察是否有异味、颜色的改变等，如有异常及时去医院做相关检查，在医生的指导下采取相应的措施，对症治疗。

54.孕妇洗澡时应如何预防跌倒？

浴室是家中最容易滑倒的地方，孕妇洗澡时如果跌倒，可能会造成流产或早产等严重后果，所以孕妇洗澡时最重要的就是要预防跌倒。浴室的安全防滑设备对孕妇非常重要。预防跌倒措施如下：穿防滑拖鞋，也可在浴室铺上防滑垫，并定期清洗；墙壁四周要设置稳固的扶手；浴室内尽量减少杂物堆放，以免绊倒；放一个置物架以集中放置如洗发精、沐浴乳、香皂盒、梳子等物品，以免到处散落造成使用不便。

55.孕妇洗澡时能用浴霸吗？

冬季洗澡时为了防止受凉，许多人都会用浴霸来取暖。很多孕妇担心浴霸会有辐射，从而对胎儿产生危害。其实，浴霸就是大功率的白炽灯，把电能转换成热能。浴霸辐射主要指的是红外线辐射，其形成的辐射很小、很微弱，孕妇可以适当使用浴霸。

56.孕妇洗澡时的适宜水温是多少？洗澡时间多长为宜？

孕早期洗澡时室温不宜过高，以皮肤不感到凉为宜，水温最好温热，一般应在 37～38℃或以下。高温环境容易造成孕妇缺氧而出现头晕、虚脱等情况。

孕妇洗澡的时间不宜过长。如时间过长、温度较高孕妇容易出现头晕、眼花、乏力、胸闷等症状，加之热水的刺激会引起全身体表的毛细血管扩张，使孕妇脑部的供血不足。同时也造成胎盘血流减少，氧气供给相对不足，胎儿缺氧、胎心率加快。因此建议孕妇洗澡的时间应控制在 10～20 分钟。

57.孕妇能泡热水澡吗？孕妇冬季要每日洗澡吗？

孕妇不宜泡热水澡，因孕中期高温环境可能造成胎儿发育异常。孕妇的血液循环和非孕期妇女有所不同，泡澡时如果经历冷水、热水的过度刺激，其心脑负荷增加，容易因血液循环变化产生晕眩或虚脱等危险。孕妇洗澡的最好方式是淋浴，在冬季最好利用空调或暖气来调节室内温度。

孕妇身体负荷较重，新陈代谢逐渐增强，汗腺及皮脂腺分泌也比正常人旺盛。建议在冬季孕妇也最好每日洗澡 1 次，如果做不到每日洗澡，也要尽量每日用温水擦身，清洗外阴，更换内衣裤。

58.孕妇使用沐浴用品有哪些注意事项？

孕妇要避免选择强刺激性、浓香味的沐浴用品，以免对孕妇皮肤造成伤害。孕妇应采用中性、温和、无刺激、无浓烈香味、保湿性好的用品，避免孕妇敏感的肌肤干燥、脱皮，甚至起疹子等过敏现象。

59.孕妇沐浴时有哪些注意事项？

孕妇孕末期洗澡时最好有家属协助，其可以在浴室外随时注意孕妇的动静，如发生意外事件立即给予协助或视情况紧急送医院。浴室要有良好的通风设备，否则温度持续上升、蒸气不易排出，容易造成孕妇头晕而在浴室内晕倒。如果孕妇进入浴室太久，家人要询问是否需要帮助。

60.防辐射服有多大作用？

电磁辐射对人体的危害是存在的，国内专家认为，电磁辐射要达到 100mV 以上才对人体造成危害。孕妇在日常生活中应尽量减少接触到的电磁辐射，如在使用计算机时，离开显示屏 30cm，看电视时距离电视机 1m 以上，使用微波炉时离开 1m，平时不要将手机放在口袋里，使用时尽量用耳机接听。穿着防辐射服也不是万无一失的，要加强自我保护，做到正确防护。

61.怀孕期间孕妇能使用手机吗?

怀孕期间建议孕妇使用手机的时间相对要短,手机在接通时产生的辐射比通话时产生的辐射高 20 倍,因此当手机在接通阶段,使用者应避免将其贴近耳朵,这样能减少 80%～90%的辐射量。

62.怀孕期间孕妇使用化妆品有危害吗?

孕妇应尽量避免浓妆,因化妆品中含有铅、汞等化学成分,虽然这些成分量少,但也会被皮肤吸收,对胎儿可能会产生不良影响。就诊时化妆还会遮盖病情,如贫血貌等。因此整个孕期要尽量使用天然的护肤品或孕妇专用的护肤品,不要化浓妆。

63.怀孕期间孕妇能烫发吗?

在孕期的前 3 个月,烫发、染发、涂指甲油都应尽量避免,因为这一阶段是胎儿的主要器官发育期,化学成分容易造成胎儿畸形。建议孕期不要烫发、染发,可以留短发,这不仅方便,也易于护理。

64.孕妇怎样选择饰品?

(1)选择质地、成分明确的饰品佩戴。

(2)孕妇易出现组织肿胀,很多孕妇的手指、手臂、下肢等都会相应变粗,因此要选择较宽松的饰品。

(3)避免选用金属首饰。金属首饰如耳环、配饰、手镯中所含的镍、铬会溶于汗水,也易引发接触性皮炎。

65.孕妇能乘坐飞机吗？

如果孕妇孕期没有异常反应，乘坐飞机是没有危险的，对胎儿也无影响。如早孕反应强烈，有流产史、早产先兆，怀孕的前3个月内孕妇最好不要乘坐飞机。怀孕36周以上或接近预产期的孕妇乘坐飞机前要咨询航空公司。

66.怀孕初期家里装修对胎儿有影响吗？

新房装修后，最少要通风1个月以上才能入住。把家具的门、抽屉都打开，加强通风，另外可以放一些花草以净化空气，活性炭也能消除空气中的部分污染。在入住前可以请检测公司对室内环境、空气质量进行检测，合格后再入住。

67.在办公室工作的孕妇，中午如何休息？如何活动？

部分在职场工作的孕妇会趴在桌子上午休。孕早期，孕妇的腹部还很小，趴在桌子上也不会给下肢的血液循环造成太大压力，只要孕妇没有感觉不舒服，孕早期趴在桌子午睡是可以的。在孕晚期尽量避免趴着午休，因为腹部增大，趴着午休会造成下肢血液循环不畅，加重水肿症状。应在坐着休息时，后背垫软枕以增加舒适度，抬高下肢促进血液回流。

在办公室工作的孕妇，经常长时间坐着不活动，这对下肢血液循环非常不利。在孕后期，腹部的重量增加，给脊柱和下肢带来很大负担，长时间坐在座位上，重量都集中在下肢和脊柱，容易导致下肢血液循环不畅，造成静脉曲张或下肢水肿。建议孕妇要半个小时或1小时起身活动1次。

68.孕晚期孕妇可以爬楼梯吗?

在办公室工作的孕妇平时运动时间少,很多人把爬楼梯当作孕晚期活动的方法。但是在上楼、下楼时,膝盖弯曲,承受的压力是正常行走的数倍,孕妇自身的体重较重,会发生膝关节损伤;为了保持身体平衡,孕妇会身体微倾,腰椎和腹部的压力会增大,增加身体负担。孕妇为了分娩时顺利,可以选择一些平缓无风险的活动,如行走、散步等。

69.办公室的光照不足,多吃哪些食物对胎儿有好处?

如果办公室光照时间短,孕妇就要多出去晒太阳,有利于体内维生素 D 的合成,促进钙吸收。如果孕妇晒太阳的机会比较少,则建议其适当增加一些富含维生素 D 的食物,如海产品、动物肝脏、奶酪、坚果等。不建议过多补钙,如果食物中所含的钙质足够,又没有"抽筋"等缺钙症状,就不必额外补充钙剂。

70.如果办公室里有多台计算机会对胎儿有影响吗?

如果办公室里只有几台计算机,辐射没有那么强,孕妇不必太担心,但如果处在 20 台计算机以上的办公区,辐射比较集中,那最好穿一件高质量的防辐射服。计算机的背面辐射最强,孕妇注意不要滞留太长时间。

71.夏天孕妇在开空调的办公室里要注意什么?

夏天办公室里都会开空调,孕妇应尽量避免在大汗淋漓的情况下进入温度较低的有空调的房间。温差过大容易导致感冒。还要注意调节室内湿度，室内过于干燥或者湿度太大会令孕妇感觉不舒服。

第四节 音乐与胎教

72.哪些音乐作品适合孕妇?

古琴的音乐作品，可以很好地帮助孕妇理解中国传统文化的悠远和深邃，古琴的声音相对低沉，有很好的静心作用，很适合孕妇在孕期调整情绪。孕妇也可以选择一些自己家乡的音乐，儿时听的音乐总能在人的记忆里打下深深烙印，而这种乡土情结的传承也可以通过音乐传递给胎儿。

73.音乐对孕妇的情绪有调节作用吗?

孕期，孕妇的激素水平会发生改变，孕妇的情绪往往会有比较大的波动，容易出现生气或悲伤，被担忧、纠结等情绪困扰。利用音乐来帮助孕妇进行情绪调节，是很好的选择。

74.孕妇可以听摇滚音乐吗?

建议孕妇在孕期不要接触可引起比较剧烈的情绪波动、可能会对胎儿的听力造成损伤的摇滚音乐。如果孕妇在怀孕前一直很喜欢摇滚，轻摇、慢摇还是可以继续听的。

75.孕妇保持身心愉悦对胎儿发育有什么重要性?

在孕期胎儿会为了适应孕妇的心理环境，而调整自己大脑的发展方向。如果孕妇在孕期情绪波动比较大，胎儿就会逐渐适应

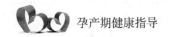

孕妇的这个心理状态。胎儿出生后，孕妇随着激素水平的恢复，情绪也逐渐趋于平稳，但孕期情绪对婴儿的影响却可能持续一生。因此，孕妇通过听音乐，对心理情绪进行调整，不但能够让自己更愉悦，对胎儿也会有间接的益处。

76.如何进行胎教？

胎教包括三个方面的内容。

（1）孕妇情绪稳定，精神愉快，多在环境优美、空气新鲜处散步。

（2）孕妇可以轻轻拍打或抚摸腹部，以刺激胎儿的运动积极性和动作的灵敏性。

（3）胎儿听觉训练，包括音乐及语言胎教，可在孕后期进行。轻松愉快的乐曲不仅可促进胎儿的身心发育，还能培养其以后对音乐的兴趣，可以采取孕妇唱歌、朗诵或丈夫给胎儿讲故事等形式，使胎儿接受人类语言的声波信息，对婴儿出生后的语言发展有一定好处。

77.为什么准爸爸要多唱歌给胎儿听？

比起对准妈妈声音的感知，胎儿对准爸爸声音的感受力会更强。因为男性声音的频率比较低，在羊水中的衰减会比较少，穿透子宫和羊水的能力更强，胎儿听起来会更清晰。因此，准爸爸一定不要错过这个跟胎儿交流的好时机，利用自己的优势多唱歌给胎儿听。

第五节　孕期合并症及其他疾病的用药安全

78.为什么孕妇易发生生殖道感染？如何预防？

孕期妇女因身体功能发生变化，生殖道抗感染能力下降，所以很容易受各种病菌的影响和侵袭，导致生殖道感染。孕妇应注意合理化膳食，加强营养，提高自身免疫力。如出现阴道分泌物增多，外阴、阴道瘙痒或灼痛应立即就诊，做到早发现、早诊断、早治疗。

79.什么是前置胎盘？如何预防？

正常胎盘附着于子宫体部的前壁、后壁或侧壁。孕 28 周后若胎盘附着于子宫下段，甚至胎盘边缘达到或覆盖宫颈内口处，其位置低于胎儿先露部时，称前置胎盘。前置胎盘是孕晚期出血的主要原因之一，多依据 B 超检查即可诊断。孕妇应注意减少活动，多卧床休息，以左侧卧位为宜，避免增加腹压的动作，如提重物、用力排便、频繁咳嗽、下蹲，变换体位时动作要轻缓。保持外阴清洁干燥，预防感染。饮食应多摄入高蛋白及含铁丰富的食物，并注意维生素及粗纤维食物的摄取以防止便秘。当有阴道出血发生时立即去医院就诊。

80.什么是妊娠期高血压疾病？妊娠期高血压疾病的孕妇生活注意事项有哪些？如何保持良好的情绪？

妊娠期高血压疾病是妊娠与血压升高并存的一组疾病，发病率为 5%～12%，影响母婴的身体健康。

妊娠高血压的孕妇要合理安排饮食，建议其到营养门诊进行详细的评估、指导，可以进食高蛋白食物如瘦肉、鱼等，适当限制钠的摄入，勿食过咸食物及方便食品、罐头和冷冻食品等。适度活动，建议外出时有家属陪伴。卧床休息时建议以左侧卧位为主，缓慢改变姿势，如从平卧位改变成坐位，从坐位改变成站立位时，如有头晕、眼花则立即躺下或坐下休息以防摔伤，如出现头晕、头痛、目眩等自觉症状则应及时到医院就诊，家中要保持地面干燥，减少障碍物，孕妇要穿防滑鞋以防摔伤。每日要自测胎动，如发现胎动异常，应及时到医院就诊。在医生指导下使用药物，控制血压。

孕妇要保持乐观情绪，可以阅读、听轻音乐等，也可以应用深呼吸等放松疗法缓解紧张心情，家属要帮助孕妇调节心情。

81. 妊娠合并心脏病该怎么办？妊娠合并心脏病的孕妇生活注意事项有哪些？

妊娠合并心脏病的孕妇要及时到医院就诊，在医生的评估下判断是否可以继续妊娠，如果可以继续妊娠要在医生严格指导下合理用药、进食、活动和休息。

饮食上建议孕妇多吃高热量、高维生素、低盐低脂饮食（并且富含多种微量元素），如铁、锌、钙等，要少食多餐，多吃蔬菜水果，防止便秘加重心脏负担。要充分休息，不要太劳累，每日睡眠要保障至少 10 小时。中午休息 2 小时，在医生的建议下可以卧床休息，但要经常变换体位，活动双下肢，防止血栓形成，保证胎儿健康。孕期要保持乐观情绪，家属要帮助孕妇调节心情。

82.为什么孕期易发生上呼吸道感染?

孕妇在孕期横膈上升、胸腔受压解剖和生理上的改变使机体清除呼吸道分泌物的能力下降,孕妇清除分泌物的能力减弱和通气功能下降,是孕期呼吸道感染的易感因素。如发生上呼吸道感染应及时就医,由医生科学合理地选择药物,最大限度地保证孕妇和胎儿的安全。

83.孕妇感冒了怎么办?

感冒可分为普通感冒和流行性感冒,二者症状在初期有些相像。普通感冒主要表现为打喷嚏、鼻塞,也不发热,症状较轻,无须服用药物,一般 1 周内可自行痊愈。这种情况下如果孕妇在孕中晚期感冒对胎儿是不会有什么影响的。但流感病毒引起的感冒,表现为持续高热不退,可能会对胎儿造成一定的影响。孕早期感染流感病毒对胎儿的影响相对较大,因为孕早期的胎儿处于器官成形阶段,流感病毒或感冒药物都有可能导致这个时期的胎儿畸形,如先天性心脏病及唇腭裂、脑积水、无脑和小头畸形等,严重者可能需要终止妊娠。

孕中期和孕晚期胎儿各个器官已经形成,感冒对这个阶段胎儿的影响相对较小,很少会造成不良影响。但若是这个时期发生严重感冒,长时间高热会妨碍胎儿在子宫内发育,造成流产甚至早产。

84.孕期各阶段胎儿对药物敏感程度有何不同?

(1)不敏感期:约为受精后至孕 18 日,在这个时期使用药物不会对胎儿造成很大影响。对孕早期因发热或服用某种药物的孕妇建议做人工流产是不妥的,这不但使孕妇接受了不必要的手

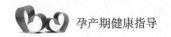

术，而且给将来再次怀孕带来隐患，可能发生异位妊娠、前置胎盘、胎盘粘连和继发不孕等。

（2）敏感期：在受精后 3～8 周（高敏感期为孕 21～56 日）。胎儿身体各部分开始定向发育，主要器官均在此时期内初步形成。孕妇在这个阶段内服药，可能对将发育成特定器官的细胞产生伤害，使胎儿的发育停滞、畸变。为防止诱发畸胎，在怀孕最初的 3 个月，孕妇应尽量避免服用药物，尤其是已确定或怀疑有致畸作用的药物。

（3）器官形成期：孕 16 周以后，药物对胎儿的影响主要表现为功能异常或出生后生存适应不良。此时胎儿大部分器官已经形成，对药物致畸的敏感性明显降低，但仍会造成胎儿在宫内生长受限或神经系统、生殖系统发生病变。

所以，如果孕妇患病，一定要请医生帮助确认是否用药，为保证孕妇和胎儿的安全决不能擅自用药。

85.什么是"孕妇慎用和禁用"药物？

药品说明书常出现"孕妇慎用"，是什么意思呢？其实，这并不是说孕妇服用了这些药就一定都会对胎儿造成伤害。在医学领域，只要该药物没有在孕妇人群中做过试验，或者没有对孕妇和常人进行对照研究过，原则上都会写上"孕妇慎用"。当孕妇看到"孕妇慎用"字样的药品时，不要过于紧张，应该在医生的指导下服用。而"禁用"则指禁止使用，因为使用后会产生严重的不良后果，禁止孕妇使用这种药。因此，孕妇看到药物说明书标注"慎用"的，应详细阅读说明书并向医生或药师咨询谨慎使用，说明书标注"禁用"的药物不要使用。

86. 孕妇患病后不用药是否对胎儿更安全?

孕妇在患病后常担心药物会对胎儿有影响, 不愿去医院就诊、服药, 只靠休息、饮食等方法调理。实际上, 这样做比使用相关药物危险性更大。如果孕期发热不使用药物, 可能导致先兆流产、胎儿窘迫等情况。正确的做法应该是及时去医院就诊, 对医生详细说明病情, 医生会根据实际病情来决定用药与否。需要服药的孕妇, 要问清楚药物的服用方法, 用药前要仔细阅读说明书, 了解药物的适应证、用法用量、不良反应、注意事项、储存方法等, 并按照医嘱使用药品。总之, 孕妇用药要根据病情, 权衡药物对胎儿的影响。

87. 孕妇可以接种疫苗吗?

孕期在医生的指导下孕妇可以接种部分疫苗。①乙肝疫苗: 乙型肝炎病毒感染高危人群中的孕妇可以接种, 其可以为胎儿提供保护, 目前没有不良反应的报道; ②流感灭活病毒疫苗: 孕妇易患季节性流行性感冒, 建议选用流行性感冒季节适宜使用的疫苗, 最好在妊娠 4~9 个月接种; ③狂犬病疫苗: 孕妇在被疑似患狂犬病的动物咬伤后, 应立即接受主动或被动免疫, 一般不会引发对妊娠不利的反应。

88. 为什么要给孕妇做甲状腺功能筛查?

目前甲状腺疾病是我国育龄妇女的常见病之一。妊娠期甲状腺功能异常, 包括甲状腺功能亢进 (简称甲亢) 和甲状腺功能减退 (简称甲减), 为第二大内分泌系统疾病, 其中甲状腺功能减退占甲状腺功能异常的绝大多数。甲状腺功能异常对妊娠结局和后代神经智力发育存在不同程度的负面影响, 如胎儿宫内发育迟缓、早产、低体重儿、死胎和妊娠期高血压疾病等。

美国甲状腺协会（ATA）指南推荐筛查全部妊娠人群，我国大部分妇幼保健机构已实施妊娠早期甲状腺功能筛查，异常者予以药物规范治疗及甲状腺功能监测。如及时、恰当的治疗可明显改善母婴预后，因此孕期要筛查甲状腺功能。

89.甲状腺功能异常对母婴有何影响？

病情较轻，治疗后可控制的甲亢对妊娠影响不大。病情较重，用药物不易控制的甲亢，此类孕妇体内甲状腺素分泌过多，基础代谢率高而致过多消耗，可导致流产、早产、胎儿生长受限，以及孕妇合并妊娠高血压、子痫前期、胎盘早剥、宫缩乏力、产后出血、产褥感染等。

轻度甲状腺功能减退对胎儿影响较小。严重甲状腺功能减退可造成不孕、流产或早产、妊娠期高血压疾病、胎盘早剥的危险（脂代谢及血管功能异常）、贫血（影响红细胞生成素的合成）、产后出血（可导致凝血因子的异常），而且胎儿神经系统发育异常、胎儿宫内生长受限、低出生体重、先天畸形、死胎、死产及围生儿死亡的发生概率均明显升高。

90.如果甲状腺功能亢进（甲亢）需服药时应该注意什么？如果甲状腺功能减退（甲减）需服药时应该注意什么？

孕妇应了解药物治疗对控制甲亢的重要性，解除顾虑，提高遵医行为。服药方式为清晨空腹顿服。避免与铁剂、钙剂、维生素同时服用，切忌擅自更改药量或停药。禁食含碘食品如碘盐，少食海产品。选择高热量食物补充营养，禁浓茶、咖啡、烟酒。同时注意定期产检，监测胎动。避免精神刺激、情绪波动。

孕妇应了解药物治疗对控制甲减病情的重要性，解除顾虑，提高遵医行为。服药方式为清晨空腹顿服。避免与铁剂、钙剂、维生素同时服用，切忌擅自更改药量或停药。因服药周期较长，一般需要持续整个孕期。甲减孕妇常合并贫血（多为缺铁性贫血），可遵照医嘱补充铁剂。饮食选择富含蛋白质食物、食用安全碘盐。同时注意定期产检，监测胎儿发育，如有异常及时治疗，避免胎儿发育迟缓。

91.父母什么血型时，胎儿或婴儿易发生溶血？

很多准备怀孕的妇女经常会问："我是 O 型血，爱人是 A 型血，婴儿会发生溶血吗？" ABO 溶血是母婴血型不合导致的溶血病中最常见的一种，主要发生在母亲血型为 O 型，胎儿血型为 A 型或 B 型时，其他血型极少见。本病是由于胎儿接受了母体的（通过胎盘）同种免疫抗体而发病，其发病条件是母体曾接受异种抗原刺激，产生相应的免疫抗体，母体所产生的抗体通过胎盘进入胎儿体内，胎儿对此抗体具有免疫敏感性而患病。一般情况下具有免疫抗体的母亲，虽然胎儿与母亲血型不合，但不一定发病，这是由于来自母体的抗体被胎儿血浆和组织中存在的血型物质结合，阻止抗体对红细胞的作用。

92.孕妇血糖的正常范围是多少？

孕期血糖正常值：空腹血糖为 3.1～5.6mmol/L；餐后 2 小时血糖为 4.4～6.7mmol/L。葡萄糖耐量试验界值标准：空腹 5.1mmol/L；口服葡萄糖后 1 小时 10.0mmol/L；口服葡萄糖后 2 小时 8.5mmol/L。

93.为什么孕中期要做葡萄糖耐量试验?

葡萄糖耐量试验(OGTT),是目前国际上普遍采用的方法,是诊断妊娠期糖尿病的依据。一般在孕中期孕 24 周左右进行筛查,检查结果中如其中任何一项高于正常值,即诊断为妊娠期糖尿病(GDM)。

孕妇在进行 OGTT 检查前,连续 3 日正常饮食,每日进食量不少于 150g 糖类,化验前 1 日晚餐后开始禁食 8~12 小时,试验需抽血 3 次,第一次抽取空腹静脉血;服 75g 葡萄糖水 300ml(5 分钟内喝完)后计时 1 小时第二次抽取静脉血;服葡萄糖水后 2 小时第三次抽取静脉血。正常值依次为 < 5.1mmol/L, < 10.0mmol/L, <8.5mmol/L。

94.妊娠期糖尿病的治疗方法包括哪些?

妊娠期糖尿病的基本治疗方案包括糖尿病相关知识教育、医学营养治疗、运动治疗、药物治疗及糖尿病监测五个方面。营养治疗是糖尿病基础治疗措施,80%以上的妊娠期糖尿病通过合理饮食再加上适量运动的方法得到控制,血糖监测值可以达到理想状态。治疗目标:①维持孕妇体重合理增长;②保证母体营养及胎儿生长发育需要;③保持血糖稳定,适量摄入糖类,不出现低血糖、高血糖。

95.什么情况下需注射胰岛素?

需要注射胰岛素的情况:①如果是糖尿病孕妇孕期应将口服降糖药改为皮下注射胰岛素。②孕早期发现血糖明显增高。③妊娠期糖尿病经确诊后饮食疗法 1 周左右,孕妇空腹血糖≥5.3mmol/L 或餐后 2 小时血糖≥6.7mmol/L 就应该使用胰岛素治疗。尤其控制饮食后出现饥饿性酮症，增加食入量血糖又超标者，应尽早应用胰岛素。胰岛素的用量根据孕妇的体重指数（BMI）、饮食、血糖情况由医生决定。

96.胰岛素对胎儿有影响吗？

胰岛素是大分子蛋白，不能通过胎盘，孕期应用胰岛素不会对胎儿造成不良影响，也不会对孕妇体内自身胰岛素分泌造成远期影响，所以胰岛素是目前控制妊娠期糖尿病的安全药物，直接作用是降低血糖。大多数妊娠期糖尿病孕妇产后糖代谢异常能够恢复正常，但其属于糖尿病高危人群，要坚持合理饮食，维持体重指数在正常范围，防止产后发展为 2 型糖尿病。

97.一旦使用胰岛素就要永久用吗？

妊娠期糖尿病的孕妇只是在孕期出现高血糖，控制饮食后仍不能使血糖正常时才需要应用胰岛素，分娩后多数患者血糖恢复正常则不再需要使用胰岛素。只有孕前已经应用胰岛素的糖尿病患者，分娩后还需继续应用胰岛素。胰岛素没有成瘾性。

98.胰岛素怎样保存？

胰岛素的保存：①胰岛素未开封时在冰箱 2～8℃保存，注射前药物需恢复至室温；②已开封使用的胰岛素可在室温下保存，但不超过30℃。

99.注射胰岛素时应注意哪些事项？

注射胰岛素的注意事项：①严格无菌操作；②注射前摇匀；

③选择注射部位，如上臂三角肌、大腿外侧、臀部等部位，均为皮下注射，应在同一注射区域内轮换注射点（腹壁也是常用注射部位且药物吸收更快，但孕妇需掌握方法，慎用）；④注射药液推完后最好停留 6 秒拔针；⑤不得擅自停药、不得私自更改胰岛素用量或更换种类。

100.妊娠期糖尿病会遗传给子代吗？

糖尿病是有家族遗传倾向的疾病，和正常血糖的孕妇相比，妊娠期糖尿病的孕妇的胎儿患糖尿病的概率大些。妊娠期糖尿病对子代的影响主要表现在胎儿、婴儿肥胖及糖尿病问题，孕妇糖代谢紊乱，血糖升高导致胎儿胰岛细胞增生，胰岛素水平升高，在成长发育过程中发生肥胖、糖尿病的概率明显升高。所以提倡6 个月纯母乳喂养，其可降低婴儿将来患糖尿病的风险，在儿童期注意平衡膳食和体重监测，多运动，减少患病风险。

101.妊娠期糖尿病的产妇分娩后血糖会恢复正常吗？

大部分妊娠期糖尿病产妇随着胎盘娩出，胰岛素抵抗消失，血糖很快恢复正常，如检测血糖正常，通常不再需要胰岛素治疗，但有极少部分产妇血糖时值仍高于正常，需要继续应用胰岛素治疗。哺乳产妇控制血糖时禁用口服降糖药物，因为药物会通过乳汁代谢。产后血糖监测，建议餐前血糖控制在 4.4～6.6mmol/L，睡前血糖控制在 5.6～7.8mmol/L。妊娠期糖尿病产妇分娩后不必每日进行血糖监测，可以 1～2 周监测 1 次，或遵医嘱而定。鼓励母乳喂养，研究发现，哺乳的产妇糖耐量试验血糖水平较低，将来发生糖尿病的概率低于不哺乳者。

102.妊娠合并糖尿病对孕妇和胎儿及婴儿的主要危害是什么？

（1）妊娠合并糖尿病对孕妇的主要危害

1）妊娠早期：高酮血症、自然流产。

2）妊娠中期：子痫前期、早产、羊水过多、糖尿病酮症酸中毒、感染。

3）分娩期：宫缩乏力、酮症和低血糖、难产产道损伤及剖宫产率增高，易发生产程延长、产后出血。

4）远期：2型糖尿病、再次妊娠时发生妊娠期糖尿病。

（2）妊娠合并糖尿病对胎儿及婴儿的主要危害

1）妊娠早期：胚胎停止发育、流产、胎儿畸形。

2）妊娠中晚期：胎儿发育过度导致巨大儿、胎儿肺发育成熟迟缓。

3）分娩期：胎儿窘迫。

4）婴儿期：窒息、低血糖、红细胞增多症、高胆红素血症、心脏病、低钙血症。

5）对子代的远期影响：肥胖及糖尿病。

103.妊娠合并糖尿病的孕妇如何避免呼吸道、生殖系统的感染？

保持环境清洁，室内温湿度适宜，每日通风2次，每次30分钟，保持床单位及衣裤清洁、干燥，保持个人卫生良好，尤其注意保持皮肤、会阴部的清洁，每日淋浴后涂润肤剂，并勤换内衣裤，如有皮肤瘙痒，勿抓伤，注意个人卫生及环境卫生，防止呼吸道、泌尿系统、生殖系统、皮肤感染。

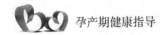

104.妊娠合并糖尿病孕妇如何饮食、活动、休息？

孕妇饮食控制，少食多餐，按时按量进餐，如已按要求进餐后仍有饥饿感，应及时到医院就诊。外出时，应随身携带食品或糖果，如发生心悸、眩晕、颤抖、出冷汗等低血糖症状应立即进食。

适度运动可以提高胰岛素的敏感性，改善血糖及脂代谢紊乱，避免体重增长过快，有利于糖尿病病情的控制。运动方式以有氧运动最好，如散步，上臂运动等，做室外运动时，以不引起心悸、宫缩为宜。每日运动时间和量要保持一致，以餐后 1 小时为宜，以免发生低血糖。要注意休息，卧床时建议左侧卧位。

还要注意血糖监测、自数胎动，保持良好的心情，减少合并症的发生。

105.孕妇携带乙型肝炎病毒，需要在分娩前接种疫苗或接受其他治疗吗？

如乙型肝炎病毒携带者怀孕，目前孕期不建议做任何干预治疗，如有特殊情况，还需咨询医生。分娩后婴儿在常规接种乙肝疫苗的基础上，还要在出生后 24 小时内注射高效价免疫球蛋白，提高免疫力，减少婴儿感染的机会。

第六节　孕期营养

106.孕期每日钙的需要量是多少？钙含量丰富的食物有哪些？孕期如何正确补钙？

钙主要用于胎儿骨骼和牙齿的发育。孕期需要补钙，以防止孕妇骨骼中的钙因满足胎儿的需求而大量消耗。每日钙的需要量随孕周增长逐渐增加，孕早期每日钙的需要量是 800mg，孕中期每日 1000mg，孕晚期每日 1200mg。

含钙丰富的食物主要有奶制品、海带、黄豆、腐竹、黑木耳、鱼虾、坚果。其中首推牛奶及奶制品，因其含有较多的钙且所含钙容易被吸收，另外还有虾皮、芝麻酱、用石膏作为凝固剂加工的豆制品、绿叶菜等。多晒太阳使身体合成足量的维生素 D 以促进钙的吸收。注意磷的补充，如海带、虾、蛤蜊、鱼类、蛋黄、动物肝脏等。服用钙剂最佳时间是在两餐之间和睡前。碳酸饮料、菠菜等食物影响钙的吸收，钙与牛奶避免同服，补钙与补铁的时间要隔开。

获得 1200mg 钙的膳食举例如表 2-2 所示。

表 2-2　获得 1200mg 钙的膳食举例

食物及数量	含钙量
牛奶 500ml	580mg
豆腐 150g	250mg
虾皮 5g	50mg
蛋类 75g	50mg
绿叶菜（如小白菜）250g	220mg
其他食物（如鲫鱼）100g	50mg
合计	1200mg

107.孕期每日铁的需要量是多少？含铁丰富的食物有哪些？

孕期母体血容量增加，胎儿自身造血及生长发育也需要铁，分娩时出血及婴儿出生后乳汁分泌都需在孕期储备铁，因此铁的需要量增加。孕早期每日铁的需要量是 15mg，孕中期每日铁的需要量是 25mg，孕晚期每日铁的需要量是 35mg。

应多选择动物性食品补充铁，铁的主要食物来源有红色肉、猪肝、动物血、鸡蛋。

108.孕期每日锌的需要量是多少？含锌丰富的食物有哪些？

锌参与体内多种酶的活化，核酸、蛋白质的合成。孕早期每日锌的推荐量是 11.5mg，孕中晚期每日锌的推荐量是 16.5mg。

含锌丰富的食物主要有贝类食物、动物肝脏、植物的种子（葵花籽、麦胚、各类坚果）和瘦肉、蛋黄。

109.孕期每日维生素 A 的需要量是多少？含维生素 A 丰富的食物有哪些？

维生素 A 保持皮肤、骨骼、牙齿、毛发健康生长，还能促进视力和生殖功能良好发展。孕早期每日推荐摄入量为 800μg，孕中晚期每日推荐摄入量为 900μg。

维生素 A 主要来源于动物性食物，如牛奶、动物肝脏，此外还有深绿色、橙黄色蔬菜等。动物肝脏营养丰富，但不可过量，建议每周吃 1～2 次。

110.孕期每日维生素 D 的需要量是多少？含维生素 D 丰富的食物有哪些？

维生素 D 能促进钙吸收，对骨、牙齿的形成极为重要。孕期维生素 D 的每日推荐摄入量为 10μg。

鱼肝油、蛋黄、牛奶等动物性食物中维生素 D 含量较多，建议孕妇常晒太阳可使自身产生维生素 D。

111. 孕期每日维生素 B_1 的需要量是多少？含维生素 B_1 丰富的食物有哪些？

维生素 B_1 参与糖、脂肪、蛋白质代谢，维持胆碱能神经系统、消化系统、心血管系统的功能。维生素 B_1 每日的推荐摄入量是 1.5mg。

维生素 B_1 多存在于麸皮及胚芽中，主要食物来源如下：谷物表皮的糊粉层、坚果、谷粮、肉类、动物内脏。

112. 孕期除了多吃含叶酸丰富的食物外还用额外补充叶酸吗？

叶酸是维生素 B 的一种，天然来源的叶酸在体内必须转化为单谷氨酸盐的形式才能被人体吸收利用，其生物利用率仅是膳食补充品的 50%，所以多吃含叶酸丰富的食物不足以补充每日所需的叶酸，应当在多摄入富含叶酸食物的同时常规补充叶酸。

113. 为了避免孕期增重过多，少吃主食可以吗？

主食是指以粮食作物（谷类）为主要原料做成的各类食品，谷类含约 75%的糖类，是补充能量、维持生命的主要物质来源。按照营养学原则，每日膳食中热量的 60%以上应来自糖类。在孕期，糖类是胎儿能量的来源，如孕妇不能摄取足够的糖类，就意味着机体要动用脂肪来供能，而脂肪分解会产生酮体，影响和损伤胎儿早期大脑和神经系统的发育。因此孕早期必须保证每日摄

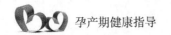

取不低于 200g 的谷类，孕中晚期要达到每日 250～300g 为宜。

114.孕期饮食越精致越好吗？

孕妇在主食的选择上应重视多样化，粗细搭配，适量选择一些全谷类制品、豆类及薯类，可以增加膳食纤维的摄入，防止便秘，保持消化系统健康，降低血脂，改善糖尿病症状。因此孕期主食不要过于精细，每日主食中杂粮的比例为 1/5，建议每次摄入 50～100g 粗粮或全谷类制品，每周 5～7 次。

115.孕期每日应该食用多少蔬菜？

建议孕妇每日应摄入 300～500g 蔬菜，深色蔬菜应占 2/3，深色蔬菜的营养价值一般优于浅色蔬菜。深色蔬菜指深绿色、红色、橘红色、紫红色蔬菜，如菠菜、油菜、西蓝花、西红柿、南瓜、胡萝卜、紫甘蓝等。深色蔬菜富含胡萝卜素，其是维生素 A 的主要来源。深色蔬菜还含有其他多种色素物质和芳香物质，它们可以促进食欲，并呈现出一种特殊的生理活性。

116.水果和蔬菜可以互相替代吗？

蔬菜和水果具有相似的营养成分和健康效应，但是它们的营养价值各有特点，一般来说，蔬菜品种较水果丰富，而且多数蔬菜（特别是深色蔬菜）的维生素、矿物质、膳食纤维和植物化学物的含量高于水果。在膳食中水果可以补充蔬菜摄入的不足。水果中的糖类、有机酸和芳香物质比新鲜蔬菜多，而且水果食用前不用加热，其营养成分不受烹调因素的影响。此外，蔬菜、水果中还有许多未知的营养成分，各种水果、蔬菜搭配可能更有利于健康。蔬菜和水果各有优势，不能完全相互替代。

117.孕期食用水果真的是越多越好吗？

因为水果含有大量的葡萄糖、果糖、蔗糖、淀粉等，热量效应远远超过蔬菜，过量摄入水果容易促使增重过多和血糖升高。孕早期建议每日食用新鲜水果 100~200g，孕中晚期每日 200~400g。糖尿病和肥胖的患者，更应严格控制水果的用量，应选用含糖量相对较低或升血糖速度较慢的水果，如西瓜、苹果、梨、橘子、猕猴桃等。而香蕉、红枣、荔枝、菠萝、葡萄、沙糖橘等含糖量高，糖尿病孕妇不宜多吃。水果一般作为加餐食用，也就是在两餐之间吃。

118.果汁可以代替水果吗？

果汁是水果经压榨去掉残渣而制成。这些加工过程会使水果的营养成分如维生素 C、膳食纤维等发生一定量的损失。首先果汁基本不含水果纤维素；其次在捣碎和压榨过程中，水果中的某些易氧化的维生素已被破坏，在果汁生产过程中，一些添加物必然影响到果汁的营养质量，像甜味剂、防腐剂、凝固剂、添加剂等；此外，加热的灭菌方法也会使水果的营养成分受损。因此，建议尽量选择新鲜水果。

119.孕期可以多吃鱼禽肉蛋来增加营养吗？

肉类包括猪肉、牛肉、羊肉、禽肉及动物内脏类，应尽量选择含脂肪较低的瘦畜肉或禽肉，动物内脏有一定的营养价值，但因胆固醇含量较高，不宜过多食用，建议每日 50~100g；水产品类包括鱼类、甲壳类和软体类动物性食物，其特点是脂肪含量低，蛋白质含量丰富且易于消化，建议每日摄入 75~100g；蛋类的营养价值较高，建议每日摄入 50g，相当于 1 个鸡蛋。过多摄

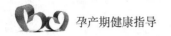

入高蛋白类食物会增加孕妇的肾脏代谢负担,同时还会增加子代成年后慢性代谢性疾病的发病风险。

120. 豆浆是否可以替代牛奶?

大豆蛋白属于植物性优质蛋白,对孕期蛋白质的补充具有重要意义,每日应摄入 35g 的豆制品(相当于 600g 豆浆)。但就补钙而言,豆浆和大豆制品不能代替牛奶,除用石膏加工的大豆制品钙含量较高外,大豆本身及其制品钙含量远不如牛奶,孕期每日除了豆制品的摄入外,还应摄入 250~500ml 牛奶。

121. 如何选择奶制品?

奶类是天然钙质的最佳来源,同时还提供多种营养素。孕中期开始应坚持每日喝 500ml 的牛奶。奶类的选择原则是越纯越好,少选择有太多添加物的奶制品,如花生牛奶、红枣牛奶、水果奶等。从加工方法来说有鲜牛奶、复原奶、灭菌牛奶、巴氏消毒奶等,营养保存最好的是巴氏消毒奶。建议孕妇每周有 2~3 日间断选择一些低脂奶,以减少整个孕期饱和脂肪酸的摄入量。脱脂奶会脱去很多脂溶性维生素,除非有医学指征,一般不建议选择。

122. 坚果对胎儿大脑有好处,可以多吃吗?

坚果大多含有丰富的蛋白质、脂肪、矿物质和维生素,特别是脂肪中含亚油酸多,营养价值较高,适当食用有益于胎儿的脑发育。但是坚果含油脂多,热量很高,25g 的坚果产生的热量相当于 10g 油脂产生的热量。因此建议孕妇每日摄入 25g 左右的坚果,相当于 3 颗核桃、一小把花生等。

123. 在外面吃工作餐，如何选择食物？

烹饪方式可直接影响食品的质量，选择科学合理的烹饪方式对孕妇及胎儿的健康有着积极的意义。孕期应当尽量减少在外就餐，特别是避免选择油炸类快餐，如果必须在外就餐应当减少煎、炒、烹、炸的烹饪方式，多选择蒸、煮、氽、炖等少油的做法，以清淡为主要原则，不要放入过多的调料。避免摄入热量较高的脂肪类食品，以每日 20～25g 的油脂摄入量为宜。

124. 孕期口味偏重需要调整吗？

孕期的饮食应当尽量清淡，淡就是指少盐，每日饮食中应当摄入少于 6g 盐，其相当于去掉胶垫的啤酒瓶盖的一满盖。过多摄入盐分会引起水钠潴留而加重水肿，还会使血压升高。饮食中盐的摄入量越多，尿中排出的钙量越多，钙的吸收也越差。孕期要避免高盐食物的摄入，如咸鸭蛋、咸菜、腌肉、香肠等。

125. 孕期每日需要喝多少水？

水是人体的生命之源，孕期身体的代谢速度加快，且易出汗，因此孕妇应充分饮水，及时补充丢失的体液。每日约需摄入水分 1800ml，具体可以根据季节和自身情况加以调整。应当养成良好的饮水习惯，口渴是缺水的表现，应该在口渴之前就有规律地补充水分，建议全天 6 杯水，规律的 3 杯，随机的 3 杯（每杯约 250ml）。最好饮用白开水，尽量减少瓶装果汁及碳酸饮料的摄入。

126.孕妇每日应该吃几餐？

整个孕期都应当坚持少食多餐的原则，保证每日有计划的5～6餐。孕早期少食多餐是帮助有明显早孕反应的妇女摄入必需的食物和营养成分，使胎儿得到健康发育的重要措施。孕中晚期少食多餐是为了避免餐次过于集中，减少每顿正餐中糖类对胰岛的负担，降低妊娠期糖尿病的发病风险。

127.喜欢吃的东西就多吃，因为身体需要，这种观点对吗？

孕妇不能仅靠个人喜好挑食偏食，导致营养缺乏或营养过剩。平衡膳食是合理营养的唯一途径，建议孕妇遵照中国营养学会妇幼营养分会制定的《中国孕期妇女平衡膳食宝塔》规划好自己孕期的饮食。以孕中晚期为例，每日摄入食物的建议量如下：

第一层：谷类、薯类及杂豆，每日350～450g，其中杂粮、杂豆或薯类不少于1/5。

第二层：蔬菜类和水果类，每日蔬菜类300～500g，深色蔬菜应占2/3，水果类200～400g。

第三层：鱼、禽、蛋、肉类（含动物内脏），每日总量200～250g，其中鱼类75～100g、蛋类50g（1个鸡蛋）。

第四层：乳类及奶制品，每日300～500g，大豆类每日35g或相当量豆制品，坚果25g。

第五层：烹调油每日20～25g；食盐每日6g。

128.胎儿脑部发育需要哪些营养？

（1）α-乳清蛋白：是优质的蛋白质，高质量的α-乳清蛋白能为人体提供必需氨基酸，最佳来源是奶类和乳制品。

（2）叶酸：有助于预防胎儿神经管发育不良或畸形。最好在怀孕之前 3 个月就开始规律补充叶酸，孕早期更应注意补充。很多食物中都含有天然叶酸，如菠菜、芦笋、甜菜根、黑豆、哈密瓜、橘子、梨等。

（3）DHA：是胎儿大脑发育的基础物质之一，饮食中的 α-亚麻酸可以转化为 DHA，最佳来源有各种鱼类、蛋类、大豆油、核桃油、葵花籽、绿叶蔬菜等。

（4）锌：可以改善胎儿的行为发育。富含锌的食物有牡蛎、果仁、动物肝脏、鱼类、蛋类、肉类、奶类、豆类。

129.整个孕期都需要补充叶酸吗？需要补充复合维生素片、钙剂、铁剂吗？

叶酸的主要作用是预防胎儿神经管畸形。食物中可利用的叶酸是有限的。因此，备孕的妇女最好在怀孕之前 3 个月就开始补充叶酸，每天 0.4mg，直到孕初 3 个月，叶酸片应当每日服用，如果漏服了不要补服，因为叶酸在体内存留时间短，1 日后体内水平就会降低，所以漏服后补服无效。每日的饮食中也会摄入叶酸，如果只是偶尔一两次漏服，不必过分担心。

复合维生素片是各种维生素按照一定剂量比例合成的复合型维生素。孕中晚期每日热量的摄入比非孕期增加 200kcal，单靠食物的增加不能完全满足胎儿对各种营养素增加的需要，因此整个孕期可以一直补充。复合维生素片与钙剂、铁剂都不要同一时间服用，应最少间隔 1 小时，建议固定时间服用，如早上服用复合维生素片，晚上服用钙剂，不易错服或漏服。

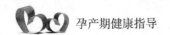

130.为了供给胎儿充足营养，孕妇要不要额外补充蛋白粉？

除整个孕期都持续存在妊娠剧吐，以及纯素食主义者、过分挑食偏食的孕妇，正常的膳食中提供的蛋白质足够孕妇与胎儿的需要，不需要额外再补充蛋白粉，因为临床研究证实，过多的蛋白质不仅会加重孕妇的自身肾脏代谢负担，同时还会增加子代成年后慢性代谢性疾病的发病风险。

131.如何正确补充 DHA？

DHA 是一种多价不饱和脂肪酸，是胎儿大脑神经细胞发育所必需的营养物质。营养学家研究发现，DHA 能保护大脑细胞膜的完整性，不仅可促进脑发育、提高记忆力，还有助于视网膜光感细胞的成熟。在孕末 3 个月，胎儿可利用母血中的 α-亚麻酸合成 DHA。因此，孕期应多食用一些含 DHA 的食物如海鱼类。在孕晚期还应多食用含 α-亚麻酸丰富的食物（如坚果类），有条件者可以直接利用 DHA 营养品补充，建议选用单细胞藻类中提取的 DHA 营养品，随餐服用。

132.孕期可以吃火锅吗？

孕期并非禁忌吃火锅，要遵循的原则是吃火锅时一定要把肉片煮熟才可食用，避免弓形虫感染，为了避免食物之间的交叉污染，所有食材都应当煮透，夹取生食与熟食的筷子也应该分开使用。

133.孕期多吃补品好不好？

部分孕妇将燕窝、海参作为孕期的补品，其实燕窝的营养价值并没有广告宣传中的那么神奇,其蛋白质中的必需氨基酸只有 1 种,维生素含量也不比其他水果高。海参也只是拥有其他海产品的共性,即含有优质蛋白质,脂肪含量低,功效并不高,但有条件的孕妇可以适量食用。

134.孕期可以喝乳酸饮料吗? 可以喝咖啡或茶吗?

乳酸饮料不是奶,购买时应注意食品标签。牛奶和酸奶的营养价值优于乳酸饮料;牛奶和酸奶是优质蛋白质和钙等多种微量营养素的重要来源,而含乳饮料则通常为低蛋白、低钙和高糖及添加了多种添加剂的产品。奶产品的各类成分都有一定的标准,其中液态奶的蛋白质含量在 2.3%～2.9%或以上,国家标准规定的乳饮料类产品蛋白质含量不低于 1%,其营养价值大大低于真正的牛奶。建议孕期选择纯奶和奶制品,减少乳酸饮料的摄入。

咖啡中含有咖啡因,咖啡因可通过胎盘到达胎儿体内,对胎儿的生长发育产生不利影响,严重时可致流产。咖啡因的兴奋作用可影响孕妇休息,甚至导致孕妇暂时性心律失常或呼吸急促。茶中含有单宁酸(鞣酸),在肠道可能会干扰铁的吸收。咖啡和茶的利尿作用还会增加水分和钙的排出。因此孕妇应尽量避免喝咖啡和浓茶。

135.被诊断为缺铁性贫血的孕妇饮食上如何调整?

伴随着从孕中期开始的血容量迅速增加和血红蛋白增加相对缓慢且增加量少,孕妇成为缺铁性贫血的高危人群。如果诊断为缺铁性贫血,则在饮食上建议孕妇增加摄入含铁丰富的食物,如动物血、肝脏、瘦肉等,同时注意多摄入富含维生素 C 的蔬菜、水果,如鲜枣、沙棘、猕猴桃、芥蓝、甜椒、油菜薹、豌豆苗等,以促进铁的吸收和利用。

136.早孕反应较重如何应对？

孕早期各种营养需要与非孕期基本相同，早孕反应较重的孕妇，不必强调饮食的规律性，更不可强制进食。采取少食多餐的办法，每日可以 6 餐以上，想吃就吃，以尽可能多地摄入食物。照顾孕妇个人的嗜好和口味，可食用少量酸味（如西红柿、葡萄、柑橘、苹果、樱桃）或辣味食物以增加食欲，可尝试固体或半固体食物以减少体积，如面包干、饼干、馒头片等。必要时在医生的指导下口服少量 B 族维生素，以缓解症状。早孕反应特别严重的孕妇应到医院做尿酮体的检查，如果餐后尿中有酮体，应积极治疗。

137.孕期孕妇吃 2 个人的餐量合理吗？

孕早期的热量需求同非孕期，孕中期的每日饮食量只需要比孕早期增加 200kcal 的热量，相当于每日只增加一种食物的量，如多半碗米饭、2 片切片面包或 1 个 50g 的馒头、400ml 牛奶，或者 1 个中等大小的鸡蛋加 1 个 200g 苹果。因此应当合理地增加孕期的饮食量，不能摄入过多的热量，否则会导致孕期体重增加过多，影响产后恢复，同时还会增加患妊娠期糖尿病、妊娠期高血压疾病的风险。因此，孕妇应合理饮食，孕期吃 2 个人的餐量是错误的做法。

138.孕妇可食用人工甜味剂吗？

甜味剂是糖的安全替代品，有甜味，但能量低，不升高血糖，孕妇是可以食用的。在市场上选购人工甜味剂时，要注意说明书里甜味剂的成分。目前我国批准使用的甜味剂有 17 种（类），包括如下几类。

（1）糖醇类甜味剂：D-甘露糖醇，麦芽糖醇和麦芽糖醇液，乳糖醇（4-β-D-吡喃半乳糖-D-山梨醇），山梨糖醇和山梨糖醇液，异麦芽酮糖，赤藓糖醇，木糖醇。

（2）非糖天然甜味剂：甘草，甘草酸铵，甘草酸一钾及三钾，甜菊糖苷，罗汉果甜苷。

（3）人工合成甜味剂：糖精钠，环己基氨基磺酸钙，三氯蔗糖（蔗糖素），L-α-天冬氨酰-N-（2，2，4，4-四甲基-3-硫化三亚甲基）-D-丙氨酰胺（阿力甜），乙酰磺胺酸钾（安赛蜜），N-［N-（3，3-二甲基丁基）-L-α-天冬氨酰］-L-苯丙氨酸-1-甲酯（纽甜），天冬酰-苯丙氨酸甲酯（阿斯巴甜）。

139.如何保证素食孕妇的营养供给？

素食孕妇只要精心搭配饮食，也能保证孕期营养的全面和均衡。如果是蛋奶素的素食者，牛奶、酸奶、奶酪、鸡蛋都是非常好的蛋白质来源。全素者可将豆类与五谷类配合食用以提升蛋白质的吸收利用率。建议摄入充足且种类丰富的蔬菜及每日 2 份坚果（50g），多吃粗粮及根茎类食物，如糙米饭、全麦面包、红薯、芋头等。适当多吃芝麻酱、蘑菇、紫菜、绿色蔬菜、粗加工谷物、豆类、坚果类食物以增加铁的摄入。必要时可遵医嘱服用微量元素、矿物质等外源性膳食补充品。

140.孕妇最易忽视的"营养素"是什么？

研究显示，水、新鲜的空气、阳光是孕期最容易被忽视的"营养素"，它们对孕妇及胎儿的健康都有着不可低估的作用。

水是人体必需的营养物质。成人体内含水量为 60%，人体的新陈代谢、运送营养物质和代谢废物排出都离不开水，因此在孕期要保证饮用充足的水分，每日不少于 1200ml。

　　孕妇是最需要呼吸新鲜空气的人群，居住的房间一定要经常开窗通风，保持空气的流通和清新。孕妇可以去公园等环境优雅的地方散步，减少在人员密集的场所停留。

　　阳光中的紫外线具有杀菌消毒的作用，而且当阳光照射在人体皮肤上时，可以增加人体维生素 D 合成，促进钙质吸收。孕期要多进行一些室外活动，适当接受日光浴，对自身健康和胎儿发育都有好处。

141. 孕妇是否都要补充孕期营养素？

　　很多孕妇特别在意自己的营养状况，生怕哪种营养素不足对胎儿生长发育不利，所以除了注意饮食营养，还总是加服多种营养补充剂。事实上，身体状况良好的孕妇，只需在孕早期常规服叶酸片，预防胎儿发生神经管畸形。身体健康的孕妇不应该随便补充所谓的"全营养素"，因为在身体并不需要的情况下，过多摄入营养素是有害的，即使各种维生素也不能超量服用。

142. 孕期食用哪些食物婴儿会更聪明？

　　有益的可以促进胎儿大脑发育的食物列举如下。

　　（1）核桃仁：是一种很好的益智食物，具有滋补肝、肾，强筋健骨、润肠通便及补气养血、黑须发的功效。生吃或煮熟吃都可以，如果核桃仁去内皮生吃，润肠通便功效显著，适合有便秘的孕妇。但是核桃仁内含有脂肪和蛋白质，所以每日只需吃 3 颗即可，不宜多吃。

　　（2）大枣：中医认为大枣有补中益气、养血安神、健脾益胃的功效。大枣中含有特别丰富的维生素 C 和维生素 E，对于孕妇的皮肤非常有益处，可以防止因为色素沉淀而导致的斑点。但是枣味甘性温，如吃太多会导致助湿生热，所以每日食用不可超过 3 颗。

（3）花生米：中医认为花生米有补脾和胃、润肺止咳、催乳滑肠的功效。但是因生花生的生性偏凉，如食用过多，容易致使腹泻。每日食用花生米不宜超过 10 粒。而如果是炒熟的花生，则生性偏温，如食用过多，则会生热。

143.胎儿宫内发育迟缓的孕妇应该怎样饮食？

胎儿宫内发育迟缓是指胎儿在子宫内生长发育受到限制，没有达到与胎龄相适应的大小。主要表现为胎儿体重比相同孕周的正常胎儿低，如妊娠 37 周后，胎儿出生体重不足 2500g。胎儿宫内发育迟缓发生的原因有许多，其与病毒感染、孕妇产科合并症和孕妇营养不良有关。另外吸烟（包括被动吸烟）、酗酒及吸毒等也是引起胎儿宫内发育迟缓的原因。

孕妇一定要定期产前检查以及时发现异常，寻找病因很重要。孕妇注意孕期饮食要丰富多样，不要偏食。如发现胎儿宫内发育迟缓应注意进食高蛋白饮食，必要时需要住院治疗和监测。

144.孕期营养过剩会导致哪些问题？

孕期营养过剩会导致妊娠期糖尿病，手术难产率增高，巨大儿，子代成年后容易患高血压、糖尿病等代谢性疾病。因此孕妇应当在医生的指导下保证膳食结构全面均衡，避免营养过剩。

145.不同孕期所需总能量是多少？

正常女性所需能量（kcal/d）的计算公式如下：（身高－105）×（30～38）。孕早期所需总能量不需要增加，和正常女性是一致的。孕中晚期所需能量在正常女性基础上增加 300kcal/d，如果是双胎妊娠，还要再额外增加 200kcal/d。

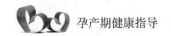
146.孕妇每日所需蛋白质的量是多少？蛋白质的食物来源有哪些？

孕妇每日所需蛋白质的量是在正常女性 65g/d 的基础上，孕早期增加 5g/d，孕中期增加 15g/d，孕晚期增加 25g/d。

动物性蛋白质来源有蛋类、牛奶、肉类、鱼类等；植物性蛋白质来源有豆浆、豆腐等豆制品。每日吃 1 个鸡蛋加 50g 肉就可以补充 15g 蛋白质。

147.如何正确挑选脂类食物？

孕妇要合理选择脂类食物，可以适当摄入橄榄油、花生油、菜籽油、坚果等含单不饱和脂肪酸的食物，以及玉米油、大豆油、鱼油、海鱼等含多不饱和脂肪酸的食物。少摄入含饱和脂肪酸的食物，如高脂肉类、全脂奶、黄油、巧克力、椰子油等。避免摄入反式脂肪酸的食物，如人造黄油、起酥油、炸薯片等。

148.孕妇每日糖类的最低需要量应该达到多少？

糖类，通常称为碳水化合物，是人类获取能量最经济和最主要的来源，其占孕妇每日热量供给的 60%，谷类、豆类、蔬菜及水果中含有丰富的糖类。即使在早孕反应情况下糖类摄入也不得少于 150～200g/d，以保持母体血糖含量稳定，避免胎儿血糖过低。

149.孕期每日主食中粗粮的比例占多少合适？

依据中国营养学会妇幼营养分会推荐制定的《中国孕期妇女平衡膳食宝塔》，推荐每日主食中粗粮不少于 1/5，以保证适量膳食纤维的摄入。

150.孕期避免摄入的食物有哪些？

孕期避免摄入不新鲜或多次加工过的食品、罐头食品、含有防腐剂的食品、含热量高的淀粉产品、高盐食品（如炸薯片、酱汁、速食品、咸鱼等）、生鸡蛋、生肉类，体积较大的鱼也是不能多吃的，因为它们体内通常累积了过多的汞。孕期少喝咖啡、浓茶、碳酸类饮料，可可粉也含咖啡因，所以尽量远离它们。

151.孕期便秘多食用蜂蜜可以吗？

蜂蜜富含葡萄糖等单糖，血糖生成指数很高，不建议在孕期过多摄入。建议便秘的孕妇多选择富含纤维素的食物，如全谷类食品、新鲜的蔬菜与水果，还要保证充足的水分，每日 6～8 杯以上（每杯约 250ml），保证每日饮水量约为 2000ml，必要时可以在医生指导下应用低聚果糖来治疗便秘。

152.孕妇孕期膳食对婴儿味觉有影响吗？

有研究显示，孕妇在孕期拒绝摄入的食物，在婴儿期的喂养过程中，子代对该类食物接受困难，因此母亲需在孕期摄入均衡的营养，有助于子代日后养成健康的饮食习惯。

153.为了预防妊娠期糖尿病可以多吃无糖食品吗？

无糖食品一般是指不含蔗糖（甘蔗糖和甜菜糖）、葡萄糖、麦芽糖、果糖等的甜味食品。虽然用包括木糖醇、山梨醇等替代品制作的"无糖点心""无糖元宵"或"无糖月饼"馅儿中的甜味儿都是甜味剂的味道，其不是蔗糖，也不会变成葡萄糖，但是做点心的面、元宵的皮儿、月饼的皮和凝固馅儿的原料都是粮食，最终都会变成葡萄糖，特别是起酥类点心、月饼等大部分含有较多的油脂，热量很高，是不宜多吃的。

154.什么是血糖生成指数？

简单来说，食物血糖生成指数（GI）是指食物能够引起人体血糖升高多少的能力。当 GI 在 55%以下时，可认为该食物为低 GI 食物；当 GI 在 55%～75%时，该食物为中等 GI 食物；当 GI 在 75%以上时，该食物为高 GI 食物。

高 GI 食物，进入胃肠道后消化快、吸收率高，葡萄糖释放快，葡萄糖进入血液后峰值高，也就是血糖升得高；低 GI 食物，在胃肠道中停留时间长，吸收率低，葡萄糖释放缓慢，葡萄糖进入血液后的峰值低、下降速度也慢，简单说就是血糖比较低。因此，应用 GI，合理安排膳食，对于调节和控制人体血糖大有好处。食用低 GI 的食物，有助于糖尿病患者管理血糖。

155.常见食物的血糖生成指数是多少？

孕妇可以从下面提供的常见食物的 GI 来安排孕期合理的饮食，避免过多摄入高 GI 食物，以减轻孕期胰岛负担。

（1）糖类：葡萄糖 100.0%，绵白糖 83.8%，蔗糖和方糖 65.0%、麦芽糖 105.0%、蜂蜜 73.0%、胶质软糖 80.0%、巧克力 49.0%。

（2）谷类及其制品：米线 108%、面条（小麦粉，湿）81.6%、面条（全麦粉，细）37.0%、面条（小麦粉，干，扁粗）46.0%、面条（强化蛋白质，细，煮）27.0%、通心面（管状、粗）45.0%、馒头（富强粉）88.1%、烙饼 79.6%、油条 74.9%、大米粥（普通）69.4%、大米饭 83.2%、糙米饭 70.0%、黑米饭 55.0%、糯米饭 87.0%、大米糯米粥 65.3%、黑米粥 42.3%、玉米（甜，煮）55.0%、玉米面 68.0%、玉米片 78.5%、小米（煮饭）

71.0%、小米粥 61.5%、大麦（整粒、煮）25.0%、荞麦面条59.3%、荞麦面馒头 66.7%。

（3）薯类、淀粉及其制品：马铃薯 62.0%、马铃薯（煮）66.4%、马铃薯（烤）60.0%、马铃薯（蒸）65.0%、马铃薯泥73.0%、马铃薯片（油炸）60.3%、马铃薯粉条 13.6%、甘薯（红，煮）76.7%、炸薯条 60.0%、藕粉 32.6%。

（4）豆类及其制品：黄豆（浸泡，煮）18.0%、豆腐（炖）31.9%、豆腐（冻）22.3%、豆腐干 23.7%、绿豆 27.2%、红豆18.0%、蚕豆（五香）16.9%、黑豆 42.0%、四季豆 27.0%、利马豆（棉豆）31.0%、鹰嘴豆 33.0%、栗子 47.0%。

（5）蔬菜类：甜菜 64.0%、胡萝卜 71.0%、南瓜 75.0%、山药 51.0%、莲藕 45.0%、雪魔芋 17.0%、芋头（蒸）47.7%、鲜豌豆 46.2%、扁豆 38%、洋葱 5.0%、百合 39.0%，芦笋、绿菜花、菜花、芹菜、黄瓜、茄子、莴笋、生菜、青椒、西红柿、菠菜均＜15.0%。

（6）水果及其制品：苹果 36.0%、梨 36.0%、桃 28.0%、杏干 31.0%、李子 24.0%、樱桃 22.0%、葡萄 43.0%、葡萄（淡黄色，小，无核）56.0%、葡萄干 64.0%、猕猴桃 52.0%、柑43.0%、柚 25.0%、菠萝 66.0%、芒果 55.0%、香蕉 52.0%、香蕉（生）30.0%、芭蕉 53.0%、西瓜 72.0%。

（7）乳类及其乳制品：牛奶 27.6%、牛奶（加糖和巧克力）34.0%、全脂牛奶 27.0%、脱脂牛奶 32.0%、低脂奶粉 11.9%、酸奶（原味）15%、酸奶（加糖）48.0%、豆奶 170.0%、酸乳酪（普通）36.0%。

（8）方便食品：白面包 87.9%、面包（全麦粉）69.0%、面包（70%～80%大麦粒）34.0%、面包（45%～50%燕麦麸）47.0%、面包（混合谷物）45.0%、面包（黑麦粒）50%、棍子面

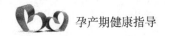

包 90.0%、牛奶香脆 39.3%、酥皮糕点 59.0%、爆玉米花 55.0%。

第七节　孕期体重管理

156.孕早期体重下降怎么办？

有的孕妇早孕反应很严重，能量摄入不足，导致体重下降，应当及时检测尿常规，如果尿酮体 < 2+，要努力少量多次进餐，预防空腹，选择富含蛋白质、糖类的食物。如果尿酮体 ≥ 2+，需要补液纠正酮体。

157.孕妇应从哪些方面着手来控制体重？

以《中国孕期平衡膳食宝塔》为基础，饮食结构要合理，少食多餐（3 次主餐外，应有 2 或 3 次加餐），保证营养均衡。没有运动禁忌证的孕妇应在医生的指导下，坚持规律的中等强度的运动。保持规律作息、充足睡眠的健康生活方式。如果孕妇超重或肥胖应当从孕早期开始接受孕期营养门诊的个体化指导和监督。

158.如何计算体重指数？体重指数和孕期体重增长之间有何关系？

体重指数（BMI）是目前国际上常用的衡量人体胖瘦程度及是否健康的标准。体重指数的计算方法，用公式表示如下：BMI = 体重（kg）/身高 ^{2}（m^2）。中国人 BMI 标准（2002）：体重过低，BMI < 18.5；体重正常，BMI 为 18.5~23.9；超重，BMI 为 24.0~27.9；肥胖，BMI ≥ 28.0。

根据孕妇孕前 BMI 的不同，孕期增重的推荐也是不一样的。孕期体重增长的推荐如表 2-3 所示（IOM，2009）。

表 2-3　孕期体重增长推荐

孕前 BMI（kg/m²）		总体体重增长 范围（kg）	孕中晚期的体重增长率 平均（范围）（kg/周）
体重不足	<18.5	12.5～18	0.51（0.44～0.58）
标准体重	18.5～24.9	11.5～16	0.42（0.35～0.50）
超重	25.0～29.9	7～11.5	0.28（0.23～0.33）
肥胖	≥30.0	5～9	0.22（0.17～0.27）

159.如何正确称量体重？

从孕早期开始孕妇就应当关注自己的体重增长情况，并且掌握正确的称重方法，具体如下：固定同一个体重秤，建议在家中自备体重秤，选择晨起、空腹、排空大小便、衣着相同、光足称重，每周 1 次。保证身体在同样的状态下称量，以准确反映体重的真实变化，并记录在体重监测图上。

160.孕妇如何自我管理体重？

建议孕妇在整个孕期坚持合理的饮食和适宜的身体活动，同时要关注自己的体重增长情况。首先计算出自己的 BMI，根据相应的 BMI 制订合理的总增重目标。孕期体重增长的推荐如表 2-3 所示。如增重异常，应及时到医院就诊咨询。

附：不同的孕前 BMI，推荐相应的体重监测图：两条虚线内为推荐增长范围（图 2-1～图 2-4）。

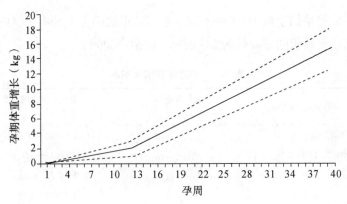

图 2-1　孕前 BMI＜18.5kg/m² 的体重监测图

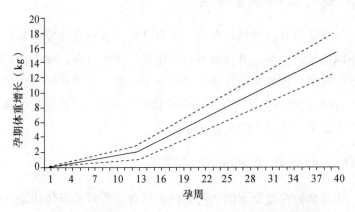

图 2-2　孕前 BMI 为 18.5～24.9kg/m² 的体重监测图

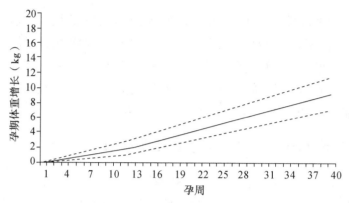

图 2-3 孕前 BMI 为 25.0～29.9kg/m² 的体重监测图

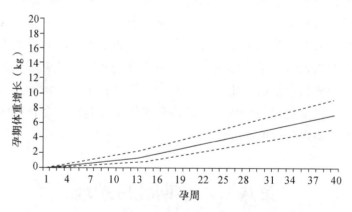

图 2-4 孕前 BMI≥30.0kg/m² 的体重监测图

161.孕前体型肥胖的孕妇孕期减肥更利于顺利分娩吗?

　　孕前肥胖的孕妇在孕期是不可以随意节食来减重的,以免影响胎儿的营养供给。应当在医生的指导下,采取合理的饮食调整和适度运动相结合的方式来控制体重的增长幅度。在膳食方面要

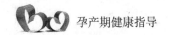

做到少食多餐、定时、定量，避免热量较高的食物摄入，如油炸类食品、饼干、脂肪含量高的动物性食物，多吃粗粮，增加膳食纤维的摄入，调整进餐的顺序，先喝清淡的汤，接着是蔬菜，再吃蛋白质类，最后吃主食。没有运动禁忌证的孕妇应在正餐之后保证 20～30 分钟中等强度的运动。以做到吃动平衡。

162.孕期体重管理的重要性是什么？

孕妇的体重增长不仅是反映孕妇营养状况的重要指标，而且与胎儿健康密切相关。孕期体重异常会给母婴带来众多危害，超过理想体重 35%，妊娠过程中容易出现问题。孕期增重过多会增加妊娠期高血压疾病、糖尿病、巨大儿的发生率，疾病和巨大儿增加难产及剖宫产的发生率，同时影响孕妇的远期健康。另外，孕妇体重异常，会显著增加小于胎龄儿或大于胎龄儿发生风险，甚至影响子代远期健康，如增加高血压、血脂异常、胰岛素抵抗、肥胖、代谢综合征、心血管疾病等发病风险。所以要通过孕期体重管理将孕期体重控制在一个合理区间内，避免体重过重或过轻。

第八节　孕期乳房护理

163.孕期乳房怎么护理？

孕期乳房随着孕周增加发生相应变化，为泌乳做好准备。孕期中乳房正常洗护即可，不可过度清洗乳房、乳晕等处，避免用肥皂或酒精之类刺激物，以免乳房皮肤过度干燥，哺乳时容易皲裂，也不必在孕期牵拉乳头，避免过早刺激诱发宫缩。临近分娩时，即使有问题的乳房也大多会改善，因此过多的干预反而增加了孕妇的心理压力和负担。待分娩后用恰当的体位、含接姿势或特殊的凹克吸奶器负压抽吸即可。

164.孕期使用胸罩的注意事项有哪些？

孕妇应该佩戴适合自己乳房大小的纯棉胸罩，随孕周调整胸罩的大小，整个孕期需要佩戴合适尺码的胸罩。

165.孕末期乳头痒、脱皮怎么办？

这可能是乳房在激素的作用下发育所致，部分孕妇还会有乳房刺痛的感觉。到了孕后期部分孕妇的乳房在受压后会有少量乳汁分泌，干燥后在乳头上形成乳痂，可以不必处理，每次洗澡时不要用肥皂或洗液用力清洗，否则可能造成乳头干燥，哺乳时乳头容易破裂。乳痂可以等到哺乳前用油（食用油即可）去除。

166.乳头上有黑色污垢怎么办？

孕期乳房有少量乳汁分泌，乳汁干燥后在乳头上混合脱落的上皮细胞形成黑垢。去除时不能用手去扣除，否则容易造成乳头损伤，可以使用食用油涂抹在乳头上，然后用干净棉签擦掉即可。

167.孕期做乳房按摩是否可增加产后乳量？

没有必要在孕期做乳房按摩。孕期乳房逐渐发育，为哺乳做好了相应的准备，孕妇可以不必做任何干预。孕期乳房按摩可能会刺激子宫收缩，尤其按摩触碰乳头时，子宫敏感的孕妇可能还会引起早产。分娩后只要按需哺乳，频繁喂奶，乳汁很快就会满足新生儿的需要量。孕期乳房按摩不仅对泌乳没有帮助，而且耗

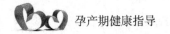

时、费力，还会增加孕产妇的心理负担，降低哺乳的信心。

168. 如何预防乳房下垂？

孕期孕妇的乳房会在激素的作用下发育以做好泌乳的准备。孕妇会观察到乳房发育变大。分娩后乳房开始泌乳，会变得更大、更重。因此，为了防止乳房韧带被拉松，孕妇应该从孕期时就佩戴适合自己乳房大小的胸罩，防止乳房长时间没有支撑韧带被拉松，造成乳房下垂，但在夜晚，尤其是哺乳期，应该将胸罩摘掉，以免影响乳房的血液循环。

第 **3** 章

产 前 诊 断

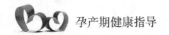

第一节 产前诊断相关问题

1.什么是遗传咨询?

遗传咨询是由有遗传学专业知识的人员为咨询者提供关于遗传病在家庭里出现或发生风险的交流过程,目的是让咨询者了解有关疾病防治的可能性,最后选择并做出自己的决定。

2.什么是产前诊断? 为什么要做产前诊断?

产前诊断是通过物理、化学和遗传等诊断技术和方法,对胎儿的遗传状况进行诊断,主要目的是为有遗传病风险家庭提供充足可靠的信息,使他们在孕期做出适当的选择。

每一位孕妇都希望生一个健康的婴儿,因此进行产前诊断在整个孕期中起着重要作用。当检查结果正常时,可以为风险家庭提供肯定证据,使他们放心;如果为高危风险的夫妇,其在计划怀孕之前可以做产前诊断,以提供风险信息;还可以为个别愿意保留患病胎儿的孕妇及早提供有关遗传病的信息,使他们在精神上做好准备,以利于孕期或分娩后后代的保健。如果检查结果异常,则为打算做流产的风险夫妇提供信息,使他们在精神和物质上做好准备。

3.哪些孕妇应进行产前诊断?

有下列情况的妇女应做相应的产前诊断:孕妇分娩年龄大于35 岁(含 35 岁);夫妇双方或家族成员中有任何一种遗传病或先天畸形史;曾生育过遗传病患儿的夫妇;夫妇之一有不明原因

智力低下或先天畸形；有不明原因反复流产或死胎、死产等病史的夫妇；产前筛查为唐氏筛查高风险孕妇或开放性神经管缺陷高危者；夫妇一方为染色体异常携带者；超声检查异常的孕妇。

4.产前诊断都包括哪些内容？常用的产前诊断方法有哪些？

产前诊断的内容主要包括产前遗传咨询、产前 B 超诊断及产科的各种诊断手术。

产前诊断包括筛查和诊断性检测，如果筛查结果异常，可以通过诊断手术来做最后的确诊。现在比较常用的产前诊断手术包括绒毛取样、羊膜腔穿刺术、脐静脉穿刺术和胎儿镜。医生会根据孕妇的不同孕周及筛查情况综合考虑后建议其采取不同的手术方式进行检测。

5.产前诊断检查出胎儿异常就得引产吗？

随着医学的发展，某些遗传病是能够进行预防和治疗的，对生命和生活质量影响不大，因此终止妊娠不是必要的或最好的选择。如果通过产前诊断技术检查出胎儿异常，一定要找医生进行专业的咨询，医生会向您描述疾病的情况及预后，由孕妇及其家属做出最终选择。

6.孕早期应用B超进行胎儿颈部透明带（NT）测量的意义是什么？怀孕多少周测量胎儿颈部透明带？B超测量胎儿颈部透明带增厚是什么意思？

在孕早期进行 NT 的测量，是一项重要的 B 超筛查胎儿畸形的检查，NT 厚度的增加与唐氏综合征有密切关系，但这不是诊断唐氏综合征的指标，许多其他遗传病的胎儿也常出现 NT 增厚。

测量 NT 的最佳孕周是 11～14 周，如果 NT 值超过 2.5mm 就提示 NT 增厚，需要咨询产科医生进行下一步的检查。

如果 B 超测量 NT 增厚可通过绒毛取样进行早期产前诊断，一般绒毛取样可在孕 11～14 周时进行，发现异常可在孕早期选择一种安全、方便、快捷、经济的终止妊娠手术，不必等到孕中期再行其他产前诊断技术进行诊断。

7. 正常的染色体核型是什么样的？常见的染色体异常有哪些？

人类每个有核细胞都含有全套的染色体形态和数目，正常细胞含有 46 条染色体，其中 22 对为常染色体，男女都一样，从长到短排列，编号为 1～22 号，剩余的一对为性染色体，包括 X 和 Y 两种染色体，正常女性核型为 46XX，男性为 46XY。每对染色体中的一条来自于父亲的精子，另一条来自于母亲的卵子。

染色体异常可分为数目异常和结构异常。

最常见的染色体数目异常是三体，如果细胞中某条染色体为三条而不是正常的两条，那么染色体总数目为 47 条。例如，21 三体，表示 21 号染色体为 3 条，核型描述为 47，XX＋21（女）或 47，XY＋21（男）。常见的三体异常依次为 21 三体、18 三体和 13 三体，另外一些三体如 16 三体、22 三体，其通常见于自发性流产的胚胎，从未见于活产儿。其他染色体数目异常还包括性染色体异常，如 47XXY（男）、47XYY（男）、47XXX（女）、45X（女）。

8.先天性畸形只能做染色体检测吗？

有些先天性畸形通过 B 超检测就可以得到明确的诊断，不必再做有创伤性的羊膜腔穿刺进行染色体检测。但有一些 B 超筛查出异常的孕妇，仍然需要向医生咨询是否需要做染色体核型分析。

9.B 超筛查能查出的胎儿畸形有哪些？

有一些器官和肢体的异常是可以通过 B 超筛查出来的，如神经管缺陷（包括脊柱裂、无脑畸形和脑疝）、腹壁缺损（包括腹壁裂、脐疝）、先天性心脏病（室间隔缺损、房间隔缺损、动脉导管未闭、肺动脉狭窄、主动脉狭窄等结构异常）、唇裂，以及其他器官、肢体的异常和缺如等。但是仍有一些缺陷由于胎儿体位或遮挡等，B 超无法检测到。

第二节　唐氏筛查的意义

10.什么是唐氏筛查（唐筛）？唐氏筛查高风险（唐筛高危）是什么意思？

唐氏筛查是指通过经济、简便和无创的检测方法，从普通孕妇人群中发现孕有唐氏综合征（21 三体综合征，DS）胎儿、18 三体综合征胎儿及开放性神经管缺陷（NTD）胎儿的高危孕妇，以便对其进行进一步的产前诊断，最大限度地减少这些胎儿的出生数量。

唐氏筛查的方法是孕中期（15～20 周）抽取孕妇少量外周血进行检测，筛查结果分为高风险和低风险。唐氏综合征（DS）筛查结果采取以 1/270 为分界值，即筛查结果风险率≥1/270 者为高风险或称筛查阳性，否则为低风险或称筛查阴性；18 三体综合征筛查结果采取以 1/350 为分界值，即筛查结果风险率≥1/350 者为高风险或称筛查阳性，否则为低风险或称筛查阴性；开放性神经管缺陷（NTD）以母血清甲胎蛋白（AFP）≥2.0～2.5MOM 为分界值，筛查结果 AFP≥2.0～2.5MOM 为高风险妊娠。

11.唐氏筛查在孕期的哪个阶段进行比较合适？进行唐氏筛查有什么注意事项？

唐氏筛查要求在妊娠 15～20 周时，抽取孕妇静脉血进行检测，一定要请医生核准孕周，不然会导致唐氏筛查结果出现偏差。

唐氏筛查要求孕妇空腹取血，取血当日还要测体重并记录在申请单上，孕周也一定要准确，月经规律的可按末次月经计算孕周，如果月经不规律或者是非自然怀孕，可请医生结合 B 超情况或受精卵植入时间计算孕周；另外，填写申请单时请一定要详细阅读知情同意书，然后签字确认生效，如果忘记签字，申请单就会被实验室退回，延误出报告的时间。

12.什么情况下孕妇不适宜做唐氏筛查？

如孕妇年龄超过 35 岁、双胎妊娠、生育过唐氏综合征胎儿、夫妇双方染色体异常、有其他遗传或基因方面疾病等，医生会建议直接做染色体检查，具体情况还是要咨询产科医生后决定。

13.唐氏筛查高风险的孕妇怎么办？

唐氏筛查高风险的孕妇，应向产科医生咨询并听取结果解释，询问进一步检查或诊断的方法，了解手术风险后决定是否做羊膜腔穿刺术（羊水穿刺）。如果是唐氏综合征高风险或 18 三体综合征高风险的孕妇，建议通过羊膜腔穿刺术（羊水穿刺）查胎儿染色体，排除各种染色体异常。如果是开放性神经管缺陷（NTD）高风险孕妇，只做 B 超检查，就可以排除胎儿是否有神经管缺陷，不必再通过羊膜腔穿刺术（羊水穿刺）查染色体。

14.曾经生育过唐氏综合征胎儿，此次怀孕还需要做唐氏筛查吗？

曾经生育过唐氏综合征、18 三体综合征和 13 三体综合征胎儿的孕妇，再次生育同样患儿的风险会比同龄对照组高 1%，就诊时医生会建议此类人群直接在孕中期进行羊膜腔穿刺术（羊水穿刺），查胎儿的染色体。

15.唐氏筛查低风险的胎儿就是正常的吗？

唐氏筛查是整个孕期中的一项筛查方法，绝对不是最终的诊断结果，唐氏筛查只有 80% 左右的检出率，通过唐氏筛查得出的"高风险"或"阳性"结果只说明有可能是唐氏综合征，而且这种可能性非常低，筛查结果是"低风险"或"阴性"也不能说明就不是唐氏综合征，换句话说低风险不代表胎儿就一定是正常的。有极少部分筛查结果是低风险，出生后却是唐氏综合征的情况，我们称之为唐氏筛查假阴性。唐氏筛查低风险的孕妇仍需定期做产前检查，结合 B 超等检查结果请医生做出综合判断。

16.唐氏筛查高风险就一定要做羊膜腔穿刺术吗？

如果唐氏筛查结果是唐氏综合征或 18 三体综合征胎儿高风险，医生会建议做羊膜腔穿刺术（羊水穿刺）以查胎儿染色体。羊膜腔穿刺术是一种介入性诊断方式，有一定的风险，医生会解释手术风险，在患者知情同意并签订手术同意单后才会为其进行手术。

17.唐氏综合征的临床表现有哪些?

唐氏综合征，又称21三体综合征，其临床特点如下。

（1）特殊面容：短头畸形，扁平脸，小头，眼裂上斜，眼距宽，低鼻梁，张口伸舌，耳位低。肌张力低下是刚出生的唐氏综合征患儿必有的体征。

（2）智力发育障碍：所有的患儿都表现出不同程度的智力障碍，其中大多数患儿的智力障碍为中等到严重程度。

（3）先天性心脏异常：70%的患儿有房室联合通道、30%～40%的患儿有室间隔缺损和动脉导管未闭。

（4）其他异常：掌指骨短，第5指弯曲且第2节指骨发育不良，通贯掌，足趾第1、2趾距宽，白血病发病率高，胃肠道异常（如气管食管瘘、十二指肠闭锁）等。

第三节　有关羊膜腔穿刺术及脐带血穿刺问题

18.什么是羊膜腔穿刺术? 什么情况下需要做羊膜腔穿刺术? 其适应证是什么? 怀孕多少周时做羊膜腔穿刺术最好?

羊膜腔穿刺术是指在腹部超声定位后用细针穿刺，从子宫腔内抽出羊水，分析各种基因缺陷的一种操作技术。其主要用于染色体病的产前诊断，也可进行 DNA 突变分析诊断单基因病、生化测定诊断遗传性代谢病。

羊膜腔穿刺术的适应证：孕妇高龄，≥35 岁（初产妇、经产妇）；家族有神经管异常史；孕妇染色体异常；孕妇先天异常和（或）智力低下；孕妇或其丈夫有遗传病；有 2 次以上自然流产史、死胎史；唐氏筛查高风险；B 超提示胎儿异常；暴露于致畸因素下等。

羊膜腔穿刺术一般在孕 19～23 周进行，这段时期的羊水量相对充足，羊水中胎儿的脱落细胞较多，细胞培养时生长活力强，因此成功率相对较高。

19.羊膜腔穿刺术需要抽多少羊水？会对胎儿造成影响吗？

羊膜腔穿刺术需要抽取 20ml 的羊水进行染色体核型细胞分析，医生会先通过 B 超检测羊水的量，达到一定要求才会进行手术，羊水量是动态变化的，正常孕妇随着孕期增长还会生成新的羊水，不会影响胎儿发育。

20.进行羊膜腔穿刺术时会伤到胎儿吗？

羊膜腔穿刺术是一种较成熟的手术，做羊膜腔穿刺术之前，医生会通过 B 超进行定位，寻找最适宜穿刺部位进针，以保证不损伤胎儿和胎盘。

21.羊膜腔穿刺术术前B超检查哪些项目？

羊膜腔穿刺术术前的 B 超主要是进行手术定位，通过查看胎儿位置、胎盘附着位置、羊水量等来确定进针部位、深度等，如

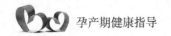

不符合穿刺条件，将停止或延期手术。

22. 羊膜腔穿刺术是否需要麻醉，会感觉很痛吗？

羊膜腔穿刺术不需要麻醉，手术都是由经验丰富的产科医生进行，动作会很轻柔，并且腹壁对疼痛不是很敏感，使用的穿刺针很细，只要充分放松并配合医生，不需要进行麻醉，也不会感觉很痛。

23. 哪些孕妇不适合做羊膜腔穿刺术？

如孕妇有下列情况之一，应暂停或延期进行穿刺手术：先兆流产、出血倾向（血小板 $\leq 100 \times 10^{10}$/L）、凝血功能检查异常、有宫腔或盆腔感染征象、术前有 2 次体温（腋温）超过 37.2℃、无医疗指征的胎儿性别鉴定、羊水过少。

24. 做羊膜腔穿刺术前需要做哪些检查？做羊膜腔穿刺术前需要做哪些准备？

进行羊膜腔穿刺术需要一些必要的化验检测，包括血常规、乙型肝炎五项、甲型肝炎抗体、丙型肝炎抗体、HIV 抗体、抗梅毒抗体、ABO 血型和 Rh 因子、凝血五项、心电图检查、B 超检查等。

羊膜腔穿刺术是一种很成熟的手术，只需在门诊手术室进行，不用住院观察，正常情况下每例手术需要 10 分钟左右，术前可以正常饮食，也无须刻意做任何准备，孕妇只要做到术前放松心态，手术中配合医生尽量不移动身体，术后按医嘱执行就可以了。

25. 羊膜腔穿刺术术前、术后有哪些注意事项？

羊膜腔穿刺术术前完成相关化验：甲型、乙型、丙型肝炎筛查，肝功能、HIV 抗体、快速血浆反应素试验、B 超、血常规+血型等。

穿刺术后需观察 30 分钟。术后 24 小时注意休息，减少活动，避免体力活动及洗澡，保持敷料干燥；注意胎动，若有腹痛、阴道出血、阴道流液等不适随时就诊；按医嘱口服保胎药；按时进行产前检查。

26.羊膜腔穿刺术有哪些并发症？

羊膜腔穿刺术是一种相对安全、稳定、被广泛应用于产前诊断的技术，但受许多因素的影响，仍会面临一些风险，包括手术后流产、胎死宫内、胎儿损伤、羊水渗漏、宫腔感染等，还有一些情况如孕妇腹壁较厚、羊水少或穿刺过程中胎儿位置变化等会增加手术失败风险。因此孕妇穿刺前应认真阅读并签署知情同意书，做到知情选择。

27.孕妇检查出是双胎，可以做羊膜腔穿刺术吗？

孕妇是双胎妊娠且有做羊膜腔穿刺术的指征，如果医生建议，在合适的孕周可以做羊膜腔穿刺术。术中将分别从两个羊膜腔内抽取羊水标本进行检测，分别查两个胎儿的染色体，因为要进行两次穿刺，相应增加了流产概率。

28.羊膜腔穿刺术多长时间能出报告结果？

羊膜腔穿刺术是抽取羊水做染色体核型分析，需经过接种、培养、收获、滴片等烦琐的过程，最后进行读片与核型分析，要对每对染色体进行仔细分析，严格审核后才能最后签发诊断报告，因此需要较长时间才能拿到结果，一般需要 4～5 周时间。

29.羊水染色体核型分析能查出哪些染色体异常?

染色体核型分析可以查出许多染色体疾病,如最多见的 21 号染色体、18 号染色体和 13 号染色体异常,性染色体的非整倍体异常,或这些染色体的嵌合体,如 47XXX、47XXY、47XYY、45X 等,还可发现其他一些平衡易位和缺失的染色体异常等。有一些染色体核型异常,需要抽取胎儿父母的静脉血进行检查,确定是否为上代遗传,用于提供有用的预后信息。

30.高龄经产妇再孕时还需要做羊膜腔穿刺术吗?

年龄超过 35 岁为做羊膜腔穿刺术的指征,与是否生育过无关。发生唐氏综合征胎儿的风险随着孕妇年龄的增加而升高,这种变化在孕妇超过 35 岁后更明显,30 岁之前生育唐氏综合征胎儿的风险率是 1/1000～1/500,孕妇 35 岁时风险率为 1/380,孕妇 40 岁时,风险率增高到 1/100,而在 45 岁时为 1/25。

31.羊水细胞培养的准确率是多少?

目前一致认为羊膜腔穿刺术相对于其他产前诊断技术而言是产前诊断中的"金标准",通过羊水细胞培养获得胎儿染色体核型的准确率可达 99%。

32.羊膜腔穿刺术在产前诊断中有何作用?

羊膜腔穿刺术不仅可以通过抽取羊水进行染色体病和单基因病的诊断,还可有其他临床应用。

(1)羊膜腔注药:死胎引产;羊膜腔注入肾上腺皮质激素,促胎肺成熟;母婴血型不合,进行胎儿宫内输血等。

(2)急慢性羊水过多胎儿无明显畸形时,通过羊膜腔穿刺术放出适量羊水以进行羊水减量，羊水过少则可以向羊膜腔内注入生理盐水，延长妊娠周数，提高胎儿存活率。

（3）对于高危妊娠孕妇，34 周之前需终止妊娠者，可用其了解胎儿肺成熟度。

33.什么是荧光原位杂交？其优缺点有哪些？

做羊膜腔穿刺术进行细胞培养查染色体，需要 4 周或更长时间才能出结果，但如果取羊水后采用荧光原位杂交（FISH）检测，就能够在 1 周或更短时间内快速诊断出 13 号、18 号、21 号染色体和性染色体异常疾病。

FISH 无须羊水细胞培养，消除了培养失败的可能性，也大大缩短了患者等待时间，但 FISH 检查法不能检测嵌合、易位等染色体病，不能代替羊水培养，费用也相对较高。

34.羊水培养和FISH检测哪个准确率高？

羊水培养和 FISH 检测两种检测方法的准确率都达到 98%～99%，都可为临床诊断提供准确依据。

35.什么是脐带血穿刺？脐带血穿刺会造成胎儿出血吗？脐带血穿刺时胎儿会感到疼痛吗？

脐带血穿刺简称脐穿，是指经孕妇腹部穿刺，在超声引导下找到精确的部位进行胎儿脐静脉穿刺以获得胎儿血标本的技术，可进行染色体病的产前诊断、单基因病的诊断、生化测定诊断遗传性代谢病及进行某些宫内治疗。

脐带血穿刺所用的穿刺针很细，并且包裹脐血管外面的胶原蛋白和羊水成分中的凝血物质会使穿刺部位针眼很快闭合止血，

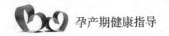
不会造成血流不止的情况。

　　胎儿的脐带上几乎没有神经分布，因此进行脐带血穿刺时，胎儿不会感到疼痛，一般会抽取很少量的脐血进行检测，对胎儿影响也不会太大。脐带血穿刺属于比较精细的手术，需要孕妇密切配合，手术过程中避免移动，放松心情，会有助于手术的成功。

第 4 章

分娩准备与注意事项

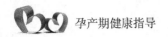

第一节　临近预产期准备及注意事项

1.孕妇临近预产期是否需要提前住院？

　　孕妇临近预产期一般都会有紧张焦虑的心理，主要考虑的是分娩能否安全，担心临产后出现异常自己不能应对。因此，孕妇及其家属有提前住院的要求。但是，提前住院在医院等待临产有诸多弊端，如产科住院孕产妇周转快，比较嘈杂，孕妇不能得到很好的休息和家人的照顾。另外，孕妇周边的其他孕妇可能有不同的情况，出现不同的病情变化，如产后出血、手术分娩等，孕妇会感到更紧张，认为自己分娩时也可能不顺利，提前住院容易失去信心，造成休息不好，更不易于自然临产，因此，不鼓励孕妇提前入院。

2.住院时需要带哪些证件？

　　医院要求住院患者实名制，因此办理住院手续时要出示身份证。另外，如果您有医疗保险，应携带相关证件，如医保卡等，还有医院就诊卡，部分医院还有特殊的付费卡，如京医通卡、一卡通等，其也应携带。

3.住院分娩都需要准备什么？

　　临近预产期，孕妇可以提前准备好住院的物品。各种证件可以装在一个文件袋中，避免去医院时遗忘。产妇要准备住院期间使用的物品，包括洗漱物品、餐具、棉质的内衣和哺乳胸罩等。婴儿的物品一般不用准备，因为为了避免交叉感染需要用医院消毒好的衣物。现在大部分医院都是爱婴医院，鼓励和支持母乳喂养，因此奶瓶和奶粉不能带到医院（会干扰产妇母乳喂养成功），医院有相应的一套措施帮助产妇实施母乳喂养。以上说的这些物品可以装在一个大袋或包中，一旦孕妇临产需要去医院方便携带，避免慌乱中遗忘。

4.出现什么症状就预示着要分娩了？

孕 37 周以后孕妇就要做好婴儿出生的准备。一般正式临产前会有一些先兆症状，如下腹部坠胀、腰酸和子宫不规律宫缩；见红（阴道分娩物中混有血液）；还有一部分孕妇会出现胎膜破裂（早破水）。但这些只是分娩的先兆症状，真正临产需要规律宫缩（每 4～5 分钟出现 1 次宫缩）、胎先露（胎儿最先进入骨盆的部分，如头或臀）下降、子宫颈扩张（开宫口）等条件。

经产妇分娩比初产妇要快一些，尤其是距离上一次分娩间隔时间较近的经产妇。经产妇宫缩规律了就应该尽快来医院就诊，以免分娩速度快而来不及到达医院。但也有部分经产妇由于分娩间隔时间长、宫缩等情况，分娩速度与初产妇差不多。

5.孕 38 周左右时感觉呼吸费力、气短，这是怎么回事？

首先要排除孕妇是否有呼吸、循环系统疾病存在。孕妇到了孕 37 周左右时会感到呼吸费力、气短等，有时甚至从睡眠中憋醒，需要坐一会才能缓解，这是因为胎儿（头部或臀部）没有入盆，宫底部分挤压胸腔造成呼吸费力和气短，一旦胎儿（头部或臀部）入盆，孕妇就会感觉呼吸顺畅，食欲也好了。

6.孕末期尿频正常吗?

快到预产期时,孕妇总是想解小便,这是正常现象,因为到了孕末期,大部分胎儿的头部(头位时)不同程度地进入骨盆压迫膀胱,使膀胱容量减少,孕妇就出现了频繁想上厕所的现象。

7.临近预产期孕妇还能每日散步吗?

孕妇在整个孕期都应该保持运动,比较适合孕妇运动的方法有散步、游泳、慢跑等,如果在孕前就坚持做瑜伽锻炼,孕期中仍然可以根据身体情况继续练习。孕末期运动,可以使孕妇精神和身体都得到放松,更有利于胎儿入盆和孕妇临产。

8.临近预产期孕妇还能上班吗?

临近预产期孕妇是否能继续工作,要根据孕妇的个人体质和孕期检查情况决定。如果孕妇身体素质好,孕期检查正常,没有任何妊娠合并症或并发症,并在孕期一直工作,即使临近预产期也可以继续工作,但此时不宜从事重体力劳动,孕妇应根据自己身体情况量力而行。

9.快到预产期了,为什么孕妇经常感觉肚子发硬?

这是子宫收缩造成的,孕期的子宫相对于非孕期发生了巨大的变化,子宫肌肉纤维被逐渐拉长,所以子宫的肌肉组织变得敏感而出现宫缩,孕妇在怀孕期间,尤其是后期会感觉到肚子有时发硬,这就是敏感宫缩。敏感宫缩多发生在胎动剧烈、产妇活动或体位改变时。如果敏感宫缩出现比较早或比较频繁,孕妇要注意早产的发生,可以到产科检查,由医生决定是否应用抑制宫缩的药物。

10.超过预产期就是过期妊娠了吗?

计算预产期是根据孕妇的末次月经,并从末次月经的第 1 日算起。每个妇女的月经周期不太相同,因此预产期只是一个大概怀孕时间预测。整个妊娠期约为 280 天,即 40 周。医学上认为怀孕 37~42 周分娩为足月分娩,因此不是刚过预产期就是过期妊娠。过期妊娠对胎儿有一定危险,随着孕期的延长,胎盘功能可能会逐渐减退,胎儿颅骨过度钙化不宜在通过产道时塑形,以及羊水量减少等。因此,孕妇孕周过了 41 周还没有临产的迹象,医生会在为孕妇核对孕周后,让其入院进行引产,防止过期妊娠。

11.孕晚期如何在家中监测胎儿情况?

怀孕 28 周以后,孕妇可以每日早中晚计数胎动 3 次,每次 1 小时,最好数胎动的时间能固定。

12.计划自然分娩, 孕妇需要做好哪些心理准备? 孕妇家人能给予何种帮助?

通过产前检查确定具备阴道分娩的孕妇除了保持运动,做到劳逸结合,还要做好自然分娩的心理准备。最好在孕末期参加孕妇学校关于分娩的相关课程(绝大部分医院都有孕妇学校、健康宣教室或健康大讲堂等)以了解分娩的过程及注意事项,大致了解入院的流程、分娩需要的时间、宫缩的特点、如何减轻疼痛等。可以通过与自然分娩孕妇交流、咨询医务人员,让自己建立分娩的信心,做好充分的思想准备,分娩就没有想象的那么困难了。

家人的支持对孕妇分娩非常重要。孕妇的家人最好在孕末期与孕妇一起到孕妇学校听课,也要了解住院流程、临产症状、分娩过程等,为孕妇准备好住院的物品,在临产以后家人可以提醒孕妇在孕妇学校学到的知识和技能，如果选择分娩的医院允许家属陪产，最好家属能够同孕妇一起待产，陪她活动、聊天分散她的注意力，帮助按摩不舒适的部位、提醒喝水、帮助擦汗等，分娩的时候给她鼓劲，共同见证新生命的到来。

13.家属应该做哪些准备？

临近预产期时，孕妇多伴有紧张、焦虑情绪，有的孕妇甚至出现烦躁、失眠等情况。家属尤其是丈夫应该帮助孕妇缓解紧张情绪。家属可以帮助准备好住院的物品、陪着孕妇散步或活动、做一些孕妇喜欢吃的饭菜、与孕妇聊天等，分散注意力，做到劳逸结合，共同迎接新生命的到来。同时家属也应该与孕妇一起共同到孕妇学校听课以了解分娩的相关知识，避免自己紧张情绪影响到孕妇。有生育经验的家庭成员，可以和孕妇分享分娩的成功经验。

14.胎儿臀位时孕末期要注意什么？

如果胎儿是臀位，孕末期要按时进行产前检查，严密监测孕妇和胎儿情况。孕妇注意通过自己数胎动来监测胎儿情况。孕末期孕妇活动不要太剧烈，以免发生胎膜早破。在产前检查时医生通过检查孕妇骨盆、胎儿大小情况来给出分娩方式的建议，如果分娩方式是剖宫产，在临近预产期时，医生会安排孕妇住院择期进行手术；如果有阴道分娩的条件，孕妇又愿意阴道分娩，可以等待自然临产。临产后要早些来医院就诊；如发生胎膜早破，要以平卧体位马上到医院就诊，避免发生脐带脱垂。

15.夜间分娩医院会不会医务人员不足？

孕妇分娩的时间不可预测，因此，医院产房中无论白天还是夜里都会安排足够的值班医生和助产士。

16.预产期正好赶上全国放假，医院会不会人力不足？

不会的，医院无论什么时候都会安排值班人员，医务人员工作是轮班制，即使是放假医院也会配备足够的人力来负责孕产妇的就诊、治疗和护理工作。

17.孕妇能感觉到胎儿入盆吗？

孕妇到了孕末期，胎儿先露部（一般是头或臀部）就会进入骨盆，称为入盆，但入盆的程度不同，浅入盆时，在耻骨联合上方左右推动先露部感觉先露部高浮，说明没有入盆，如果不能推动先露部说明已经入盆。胎儿先露部入盆后孕妇感觉宫底下降、胃部受压感减轻、食欲增加、憋气症状好转。

18.到了预产期还没有宫缩怎么办？

孕妇要坚持按时产检，到了预产期还没有临产迹象，医生会仔细核对孕周，在确定孕妇确实超过了 41 周后，还没有临产迹象的，产科医生会安排孕妇住院引产。如果孕妇超过 42 周还没有分娩就称为过期妊娠。随着孕周的增加，胎儿逐渐成熟，但如果超过预产期过长时间不分娩，胎盘功能就会逐渐老化，羊水也会逐渐减少，这些都会威胁到胎儿安全。由于过度成熟——胎儿老化，胎儿耐受分娩的能力变差，在分娩过程中，容易出现缺氧症状，因此，要及时将胎儿通过引产的方式分娩出来，避免上述情况发生，保证母婴安全。

19.什么情况下需要孕妇提前入院待产观察？

正常孕妇在临产后入院待产、分娩即可，不需要提前住院。

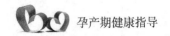

但如果孕妇孕期有合并症或并发症，需要住院观察、治疗者，如妊娠期高血压、妊娠期糖尿病、前置胎盘有出血情况、有先兆早产症状、胎儿发育迟缓、胎膜早破、胎心异常、羊水异常、胎位异常等情况者，医生会安排孕妇提前入院观察和治疗。

第二节　有关自然分娩

20.自然分娩有哪些好处？可以自然分娩的条件有哪些？

自然分娩指胎儿通过阴道自然娩出，这是一个正常的生理过程。既然自然分娩是一个生理过程，那么对于母婴来说就是安全的、有益处的。对于母亲来说，通过阴道自然分娩损伤小、出血少、产后身体恢复快，能有更多的精力和体力照顾婴儿、产后下奶快，母乳喂养成功的概率高等。对于婴儿来说，在分娩过程中，通过宫缩有节律的挤压，胎儿呼吸道中的羊水被部分排出，有助于出生后的呼吸正常过渡和减少湿肺的发生；胎儿通过母亲产道时，能够帮助婴儿皮肤和肠道的益生菌建立；胎儿在骨盆中旋转、下降和头部受到产道柔和的挤压，使婴儿发生感觉统合失调概率减少。婴儿出生后，应在短时间内和母亲进行皮肤接触，做到早吸吮，促进早下奶，从而婴儿得到母乳，使其有生长发育快、抵抗力强等益处。

是否能自然分娩需要产道和胎儿（胎产式、胎方位、胎儿大小）相适应。即使骨盆各径线正常，胎儿中等大小，分娩的时候还需要有好的产力（主要是子宫收缩力），另外还与产妇的情绪是否放松、对分娩是否有足够的自信心等有关。

21.孕妇做哪些运动有助于自然分娩?

　　孕妇产前要多运动,尤其是利于分娩的运动,这样可以减少分娩时的一些痛苦,而且还有助于快速顺利分娩,包括:增强肩臂肌肉力量的运动;增强臀腿肌肉力量的运动;增强腰背肌肉力量的运动,如散步、爬楼梯、蹲马步、摇摆骨盆等。

22.决定分娩的因素有哪些?

　　决定分娩的因素包括产力、产道、胎儿和待产妇的精神心理。若各因素正常并能相互适应,则胎儿能顺利经阴道自然娩出。

23.孕期检查骨盆正常, 是否就能自然分娩?

　　影响分娩的因素有四方面:精神因素、产力、产道和胎儿,其中产道因素又分为软产道和骨产道,骨产道指的就是骨盆。一般在孕 34 周、37 周 2 次产检时医生为孕妇进行骨盆测量,目的是确定孕妇的"硬件"条件好不好,如果骨盆形态异常则可能造成分娩困难,如小骨盆、骨盆扁平、骨盆倾斜度大等。医生检查骨盆正常,只是说明孕妇骨盆形态没有异常,具备阴道分娩条件,是否能自然分娩还要综合看胎儿大小、胎产式、胎方位、产力等情况。

24.胎儿头 (双顶径) 多大能阴道分娩?

　　孕妇在孕 37～42 周期间分娩的称为足月分娩。足月胎儿双顶径平均为 9.3cm,只根据胎儿双顶径的大小不能判断孕妇是否能顺利分娩。胎儿在出生时为了能够顺利娩出会做系列动作来适应母亲骨盆形态,同时胎儿在通过骨盆时颅骨缝隙会轻微重叠,通过轻度塑形来通过母亲的产道,所以胎儿双顶径的大小只是医务

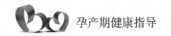

人员判断胎儿大小和头部有无异常的参考。

25.医生估计胎儿有 4000g 能通过阴道分娩吗?

当医生估计胎儿偏大时孕妇及其家属就比较担心孕妇是否能自己分娩,其实分娩不是只胎儿一个因素决定,而是由产妇精神因素、产力、胎儿、产道等因素共同决定。医生估计胎儿体重4000g 也不是绝对不能阴道分娩,还要结合孕妇的身高、体重、胎产式(臀位、头位)、骨盆径线等因素综合分析。

26.B 超提示胎儿脐带绕颈是否能自然分娩?

脐带绕颈发生的概率较高,发生脐带绕颈后是否影响自然分娩与胎儿和脐带的长短、绕颈的周数、缠绕的松紧有关,大多数脐带绕颈为一周。进入临产后,医务人员可以通过胎心率、胎动、羊水颜色变化来监测胎儿的情况,孕妇也不用过度担心。脐带绕颈不是剖宫产的指征。

27.超声检查孕妇羊水多能否自然分娩? 羊水少能否自然分娩?

根据羊水增多发生的时间和速度及决定分娩的其他因素,判断是否能够自然分娩。急性羊水增多,多发生在孕中期,可能会发生胎膜早破、早产等,因为孕妇出现明显的压迫症状和其他合并症,如高血压等,需要终止妊娠;如果羊水增多呈慢性,孕妇多能适应,且没有胎儿畸形,可配合医生治疗,尽可能接近足月分娩,分娩过程中要警惕突然胎膜破裂而发生脐带脱垂和胎盘早剥。

孕妇羊水少是否可以自然分娩,与羊水量对胎儿的影响相关。对于胎儿来说,羊水具有保护作用。头位分娩时,在胎儿头部以前的羊水形成囊状更有利于宫口扩张，同时羊水可以减少子宫肌肉直接对胎儿的压力而起到保护作用，如果羊水过少，子宫肌肉直接压迫胎儿或脐带很容易出现胎儿窘迫，这时为了挽救胎儿生命而更改分娩方式，进行剖宫产结束分娩。孕期医生会为孕妇监测羊水量，如发现羊水少则应该立即进行严密观察。

28.孕妇患轻度贫血是否能自然分娩？患有高血压是否适合自然分娩？患有痔疮是否能自然分娩？

如果孕妇被查出患有贫血应进行积极的治疗，可以通过饮食和服用铁剂、补血药物纠正贫血，同时孕妇注意不要偏食、挑食等。一般孕妇患轻度贫血不影响分娩，分娩过程中，医务人员会严密监测产妇产程进展及出血量，避免发生产妇大出血情况。严重贫血的孕妇在孕期应积极治疗，在分娩时避免并发症发生。

孕妇患高血压时，应在孕期配合医生积极治疗，定时进行产前检查。到孕后期医生根据产妇病情控制情况及孕妇、胎儿情况综合评估而进行分娩方式斟酌。一般轻中度高血压，在血压控制理想的状态下，经阴道分娩是可能的。血压控制不好的孕妇，由医生评估孕妇、胎儿情况决定分娩方式。

一般人患痔疮的概率也很高，怀孕之后由于胎儿逐渐长大孕妇盆腔内的压力增加，造成盆腔和下肢的血液回流不畅，会增加痔疮的严重程度。因此孕期应注意饮食避免大便干燥。孕妇患有痔疮不会影响分娩，分娩后可以通过理疗等促进症状缓解。

29.孕妇肥胖可以自然分娩吗？

孕妇肥胖可能会造成分娩困难，但是要综合孕妇肥胖程度及胎儿、骨盆大小，在孕末期与医生探讨分娩方式，听取医生的意

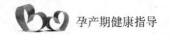

见和建议，如果有试产的条件，尽量争取机会通过阴道分娩。

30.双胎能阴道分娩吗？

双胎是否能阴道分娩要根据产妇情况、胎儿大小、两个胎儿的胎位等情况综合判断。如果孕妇没有严重的合并症或并发症、骨盆各径线正常、胎儿中等大小、两胎儿都是头位或最先进入骨盆的胎儿是头位等，只能说孕妇具有阴道分娩的条件，是否能阴道分娩还要看临产后宫缩、胎儿反应、产程进展等情况。

31.骨盆出口多大是正常情况？骨盆出口小是否可以阴道分娩

正常生育妇女的骨盆出口横径径线平均为 9cm，如果骨盆出口横径小，医生还会继续测量骨盆出口的其他径线，再通过估计胎儿大小来预测是否有阴道分娩的条件，因此孕妇不用特别担心，如果不具备阴道分娩的条件，如骨盆小或胎儿较大，医生都会告诉孕妇对于她个人来说适合的分娩方式。

32.第一胎是剖宫产，再次分娩是否还要剖宫产？

再次分娩是否需要剖宫产还不一定！要看第一胎剖宫产的原因是什么，如果因为骨盆异常剖宫产，那第二胎还是需要再次手术分娩；如果是其他原因，如胎儿宫内缺氧或产妇合并疾病、母婴不能耐受分娩等原因而选择剖宫产的，第二胎分娩可以考虑阴道分娩，但要由医生综合评估孕妇的情况再做决定。

33.孕妇近视可以阴道分娩吗？

根据孕妇近视的程度决定是否试产。如果是高度近视则在孕期应到眼科进行会诊。在眼科医生的建议下考虑分娩方式。如果可以自然分娩，在宫口开全后正确使用腹压，避免将压力转移至眼部，造成眼压过高而使视网膜脱落。助产人员会根据产妇产程进展情况给予帮助。

34."见红"了就要马上去医院吗？"见红"以后多长时间才能分娩？

"见红"是阴道分泌物中混有血液，孕妇要鉴别是"见红"还是阴道出血。如果是"见红"预示 2~3 日有可能临产，孕妇不用紧张，可以保持正常的日常生活和活动，做好分娩准备。如果是阴道出血，应及时就医进行出血原因排查和治疗，保证母婴安全。

孕妇"见红"后，预示今后的 2~3 日可能临产，但也有少部分孕妇"见红"1 周后才临产。因此，如果孕妇只是"见红"不必紧张，做好心理和身体准备避免早产发生。

35.有宫缩后什么时间去医院合适？

大多数孕妇临产都是从不规律宫缩开始，逐渐过渡到有规律宫缩，如每 4~5 分钟有 1 次宫缩，并逐渐频繁和强度增强。如果是初产妇，孕妇以前没有大孕周引产史，出现规律宫缩以后 3~4 小时，再去医院比较合适。如果有上述情况或是经产妇，出现规律宫缩后需要早一点到医院就诊。

36.子宫收缩是什么样的感觉？

分娩时的宫缩会使绝大多数孕妇有痛的感觉（有的孕妇觉得腹痛，有的孕妇觉得腰痛），分娩疼痛与其他疾病造成的疼痛不同，分娩的疼痛是"阵痛"，就是一阵一阵的疼痛，是宫缩造成

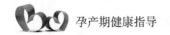

的。宫缩开始是不规律的，逐渐过渡到有规律的，并随着产程的进展越来越频繁。宫口扩张阶段孕妇可能说不出哪里不舒服或疼痛的具体部位，但到了宫口开全以后，产妇疼痛的感觉就非常明确了，宫缩时会有排便的感觉，不自觉地随着宫缩向下屏气用力，疼痛集中在会阴部、肛门等部位。但随着胎儿娩出，这些感觉就都消失了，产妇会有轻松感。

37.分娩的四个阶段是什么？

整个分娩过程又称产程，共分为四个阶段。第一阶段又称第一产程，主要是子宫借助宫缩的力量使胎儿下降、宫口扩张；第二阶段又称第二产程，主要是宫口开全以后胎儿娩出阶段；第三阶段又称第三产程，是胎盘娩出阶段；第四阶段又称第四产程，是产后最初阶段（产后 2 小时），主要是在产房观察母婴是否有异常情况，如果正常，2 小时后母婴被送回母婴同室病房休养。

38.自然分娩大概用多长时间？

初产妇宫颈较紧，宫口扩张缓慢，第一产程需要 11～12 小时；经产妇宫颈较松，宫口扩张较快，第一产程需要 6～8 小时。初产妇第二产程不超过 2 小时，经产妇第二产程通常数分钟。第三产程无论初产妇还是经产妇不应超过 30 分钟。

39.为什么孕妇的分娩过程有快有慢？

决定分娩的因素有四个，即精神心理、产力、产道、胎儿因素，只有四个因素在临产后都协调才能分娩快，每个孕妇的情况都不会一模一样，因此分娩就会有快有慢。

40.情绪变化对分娩有影响吗？

分娩过程中，孕妇的情绪是否平静、松弛对产程进展有一定的影响。如果孕妇在待产过程中过度紧张、焦虑则会影响孕妇休息，体力消耗过多。同时过度紧张的情绪会导致孕妇体内产生致痛物质，使孕妇觉得更加疼痛，产程进展不顺利等，因此进入恶性循环。孕妇在待产过程中应多活动，注意清淡饮食，多饮水，放松心情，这样分娩才能顺利。

41.难产或急产遗传吗？

造成难产的原因很多，如头盆不称、枕位异常、胎位异常等，不会遗传；部分急产的情况是有遗传倾向的，如果孕妇的妈妈、姐妹有急产的情况，孕妇出现规律宫缩以后应尽快去医院就诊。

42.什么是急产？

孕妇出现规律宫缩开始计时至胎儿、胎盘全部娩出，整个过程在3小时内就称为急产。

43.医生估计胎儿只有2.5kg多，是不是能生得很快？

与体重较重的胎儿相比，体重较轻的胎儿分娩过程相对容易一些、快一些。但是分娩的快慢还与胎儿先露部分（头位是胎儿枕骨或臀位是胎儿骶骨）处于骨盆的位置有关，如果胎儿头部或臀部在母亲骨盆的位置异常，即使胎儿体重轻分娩可能也需要时间来调整，反之有时胎儿体重虽重，但枕位没有出现异常，分娩也会很顺利。

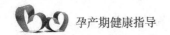

44.为什么不鼓励产妇在家分娩？

要达到顺利阴道分娩，需要产力、产道、胎儿相互适应和产妇精神心理状态好。在妇女分娩过程中，可能会有一些不安全因素，如产程不正常、胎儿位置异常、分娩后出血、婴儿窒息等，这些情况的发生有时是没有征兆的，即使是产前检查正常的孕妇。因此，我国在母婴保健方面还是鼓励孕妇到医院分娩，在待产、分娩、产后的各阶段都要有专业的医务人员来观察、监测母婴的情况，发现异常及时治疗和护理，保障母婴的安全。

第三节　引产需要注意的问题

45.孕妇怀孕 37 周要求提前引产行不行？

有的孕妇或家属由于迷信分娩的时辰、儿童上学年龄等原因要求医生提前引产或剖宫产分娩，其实这样做是不正确的。在推算预产期时只是根据孕妇最后一次月经的第一天开始计算（有的孕妇月经不规律），一般情况 37 周分娩就算足月分娩了，但部分在此时分娩的婴儿还是有不成熟的表现。如果 37 周时孕妇及其家属因为各种原因要求引产或剖宫产分娩很可能人为造成早产，对胎儿不利。另外，医生不会因孕妇及其家属强烈要求引产或剖宫产就无原则执行，那样对孕妇和胎儿来说都是不负责任。所以孕妇是否需要引产是医生根据孕妇和胎儿情况决定的，而不是取决于孕妇和家属是否提出要求。

46.引产有什么方法？引产对产妇和胎儿有没有什么危害？

一般孕妇怀孕 41 周以上或不满 42 周，医生会为孕妇核对孕周，确实满 41 周以上还没有临产迹象的，医生会让孕妇住院进行引产。引产的方法有 2 种：促宫颈成熟和引产术。目的就是诱发宫缩使产妇临产进入产程，最后娩出胎儿。

引产过程中医务人员像观察正常临产产妇一样观察宫缩、胎儿等情况，根据宫缩和产程进展调节引产的药量，孕妇不用过分担心引产会对自己和胎儿造成伤害。

47.老人说生婴儿要等到"瓜熟蒂落"，这种说法对吗？

家里老人认为生婴儿要等"瓜熟蒂落"，引产是"强扭的瓜"，对大人、婴儿不好，这种说法是不正确的。大多数的孕妇在预产期前后都能自然临产分娩，少部分孕妇过了预产期 2 周还没有分娩的迹象，这时要特别注意了，因为不是怀孕时间越长越好，胎盘随着孕周不断延长会发生功能退化，对胎儿来说是危险的。如果发生过期妊娠会出现胎儿过熟综合征，特点是胎儿皮肤干燥、松弛、起皱、脱皮、皮下脂肪减少、胎儿身体瘦长等，貌似"小老人"，同时过期妊娠还容易发生羊水过少。分娩过程中由于上述情况胎儿耐受力差，容易出现缺氧的表现。因此，孕妇超过预产期 1～2 周时医生会根据孕妇、胎儿、胎盘功能、羊水量等情况判断而适时引产终止妊娠。

48.引产时产妇需要注意什么？

使用引产措施后，孕妇应注意宫缩出现的时间、宫缩的变

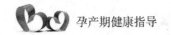

化、宫缩强度、宫缩持续时间；是否出现破水、阴道出血等。产妇保持心情放松，有自信心，同时注意尽量保持正常的活动、休息和饮食，有异常情况及时通知医务人员。

49.什么情况算引产成功？

孕妇引产一般有两种情况：孕中期因孕妇或胎儿情况需要终止妊娠而采取引产；另一种情况是孕妇过期妊娠而引产。引产的方式有宫腔内注射药物，引发宫缩，将胎儿排出体外，一般用于中期引产；阴道放药或静脉给药用于过期妊娠引产，诱发子宫出现有规律的收缩，使宫口扩张，胎儿下降，最终胎儿娩出体外，分娩成功。诱发宫缩，使产妇进入临产状态即为引产成功。有时一次用药可能不成功，经过休息后，医生还会继续使用引产药物，若仍不能诱发规律宫缩出现，或出现其他异常情况视为引产失败。

第四节　胎膜早破的相关问题

50.什么是"破水"？

"破水"，医学上称为胎膜破裂。胎儿在母亲子宫中发育成长，包绕在胎儿周围的是一层囊状羊膜，羊膜囊（腔）中有羊水保护着胎儿。羊膜囊发生破裂时，孕妇会感觉有水一样的东西从阴道流出（有的量多、有的量少），这就是俗称的"破水"。在孕期的任何时间胎膜破裂孕妇都要尽快到医院就诊，因为胎膜破裂以后，羊水流出可能造成脐带脱垂危及胎儿生命。另外，胎膜破裂后可能造成细菌感染至宫腔而危及母婴生命，因此需住院进行观察和治疗。

51. 如何确定自己是不是胎膜破裂了？

如果流出的羊水量多孕妇会感觉阴道有大量的水涌出，这时比较好判断。如果流出的羊水少，有时孕妇会感觉又像阴道分泌物又像是羊水而不好判断，可以到医院去鉴别，医务人员会取一些阴道分泌物检查来进行具体判断。

52. 如果孕妇突然发生胎膜破裂应该怎么办？

孕妇突然胎膜破裂时，如果有条件应该迅速取仰卧位，避免羊水大量流出将脐带冲出而造成脐带脱垂，危及胎儿生命。如果没有条件取卧位，应减少活动，想办法到医院就医。胎膜破裂时应记录胎膜破裂时间和羊水颜色。

53. 孕妇胎膜破裂后需要注意什么？

胎膜破裂后子宫腔与外界相通，羊水不断流出，由于发生胎膜破裂时多数产妇没有临产，胎头与骨盆之间没有衔接紧密，羊水在流出的过程中会发生脐带脱垂，危及胎儿生命。另外，阴道中的细菌会逆行进入宫腔造成宫内感染而危及母婴生命。因此发生胎膜早破时要及时就医，在去医院的过程中尽可能保持平卧位，减少羊水流出的速度和量，避免发生脐带脱垂。如果 37 周以后胎膜破裂，一般 24 小时内孕妇会出现宫缩进入临产状态，如果超过 24 小时还没有临产，医生就会为孕妇引产，同时应用抗生素预防感染。如果 37 周前胎膜破裂要预防早产发生。

54.胎膜破裂后出现哪些情况比较危险？

孕妇胎膜破裂后要监测体温，如孕妇有发热、血常规检查异常，说明有感染的可能；观察羊水流出的量、颜色及是否有臭味，如颜色变绿说明胎儿宫内缺氧、有臭味说明有宫内感染的可能；监测胎心率情况，如胎心率变快或变慢，或胎动减少也说明胎儿宫内缺氧；或胎心异常时明确是否有脐带脱垂（可能是隐性脱垂或显性脱垂），出现上述情况都说明母婴情况比较危险，需立即采取措施处理，保证母婴安全。

55.胎膜破裂后要立即去医院吗？

孕妇胎膜破裂了需要赶紧去医院就诊，如果孕妇同时合并有其他症状，如阴道出血、剧烈腹痛等，在去医院的途中需要医务人员进行救护时，才需要叫急救车。

56.胎膜破裂后羊水不断流出是否对胎儿有影响？

不是。胎膜破裂后，当胎头没有和骨盆衔接紧时有一部分羊水会不断从阴道流出，但是羊水还在不断地产生，因此很少因胎膜破裂羊水全部流出。孕妇要到医院由医务人员进行动态监测。

57.不同颜色的羊水说明什么？

正常羊水是无色透明的，有的孕妇羊水中混有胎脂也是正常的。如果发现阴道流出的羊水呈黄色、绿色说明胎儿在宫腔内已经发生了缺氧情况，应严密观察胎心率和胎动的变化，必要时做胎心监护动态观察胎儿情况。如果已经明确胎儿宫内缺氧，情况严重时应紧急结束分娩，挽救胎儿生命。臀位分娩时羊水污染或胎儿排便属于例外，因胎儿臀部或下肢最先进入阴道，分娩过程中胎儿腹部受压会出现胎儿排便现象。

58.胎膜破裂了羊水会不会流干？

羊水的来源因妊娠阶段不同而不同，其主要由母体血清经胎膜进入羊膜腔的透析液、胎儿尿液、胎儿肺泡分泌物、羊膜脐带及胎儿皮肤渗出液等组成。虽然胎膜破裂了羊水间断流出，但羊水还在继续产生，医生也会通过 B 超检查来动态监测羊水量的变化，因此孕妇不用担心羊水会流干。

59.臀位的孕妇胎膜破裂如何处理？

如果胎儿是臀位且发生了胎膜破裂则更要立即躺下，联系车辆到医院就诊。因为臀位时胎儿的臀部比头部小而且又形状不规则，与头位相比（胎头大而圆）胎膜破裂后更容易发生脐带脱垂而危及胎儿生命，因此胎膜破裂后要立即去医院就诊。

60.胎膜破裂后羊水是血水是否正常？

如果胎膜破裂后发现羊水呈血性，不要慌张，应区分是孕妇见红的血液混在羊水中还是羊水真的是血水。如果其为见红，则是阴道分泌物中混有少量血液。如果羊水就是血水，孕妇应该来医院就诊，医生会结合孕妇是否有异常的腹痛，B 超检查胎盘情况等来判断是否有前置胎盘、胎盘早剥等情况。前置胎盘、胎盘早剥的孕妇情况严重，需要紧急救治和分娩。

61.孕妇胎膜破裂几天了，羊水会不会越来越少？

所谓羊水，是指怀孕时子宫羊膜腔内的液体。在整个怀孕过

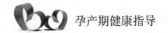

程中，它是维持胎儿生命所不可缺少的重要成分。在胎儿的不同发育阶段，羊水的来源也各不相同。在妊娠前 3 个月，羊水主要来自胚胎的血浆成分；之后，随着胚胎的器官开始成熟发育，其他诸如胎儿的尿液及呼吸系统、胃肠道、脐带、胎盘表面产生的液体等，也都成为羊水的来源。因此羊水本是胎儿循环的代谢物，流出以后还会再产生。

第 5 章

正常分娩常见问题与应对措施

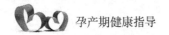

第一节 关于产程进展问题

1.正常分娩的过程是什么样的？

初产妇整个分娩过程需要 16～20 小时。根据各阶段不同特点又分成四个阶段。第一阶段主要是宫口扩张（开宫口），从规律宫缩开始计算至宫口开大 10cm（开全）；第二阶段是分娩期，这个阶段宫缩时产妇有强烈的排便感，需要协同宫缩向下屏气用力至胎儿娩出；第三阶段是胎盘娩出期，从胎儿娩出至胎盘娩出，整个产程就结束了；第四阶段为产后观察，分娩后产妇和婴儿还要在产房观察 2 小时，然后回到母婴同室病房。

2.初产妇分娩约需要多长时间？

分娩是一个自然的生理过程，也是女性生命发展中的一个重大应激事件。有很多因素能够增加产妇对疼痛的感觉，包括生理、心理的一系列反应。分娩时间的长短，是产妇最为关心的问题。产妇出现见红及下腹不规律的坠胀是分娩发动的前兆，在24～48 小时后才会开始真正的产程。出现规律宫缩，即间歇 5～6分钟，持续时间 30 秒以上时为临产。相对于经产妇来说，初产妇（第一次生婴儿）需要的时间比较长，从规律宫缩至胎盘娩出一般需要 16～20 小时，大部分时间在宫口扩张阶段。

3.第一产程、第二产程和第三产程产妇要注意什么？

从规律宫缩到宫口扩张 10cm 称为第一产程，也是产妇待产的过程。第一产程占据整个产程的大部分时间，因此在第一产程中孕妇需要注意活动与休息相结合。保持心情平静和放松也非常重要，这样可以使产程进展得更加顺利。分娩是一个体力消耗比较大的生理活动，因此在待产过程中还要注意补充体力。注意按时进食和饮水，进食容易消化的流质或半流质的食物更有利于快速吸收、补充能量。同时也要注意水分的补充，因为在待产过程中孕妇会大量排汗，不及时喝水会造成体液丢失过多，产妇不但口渴还会造成血液浓缩影响血液循环。还要注意有尿意的时候要及时排尿，避免胀大的膀胱影响胎儿在骨盆中下降，影响产程进展。

孕妇宫口扩张到 10cm 的时候就进入了第二产程，第二产程宫缩来临的时候孕妇会有排便的感觉，并且越来越强烈，这是排便反射。孕妇要随着宫缩一起用力向下推胎儿娩出，因此第二产程是孕妇体力消耗最大的阶段，第一产程时进食、进水就显得很重要了。初产妇第二产程一般需要 2～3 小时，但大多数孕妇 1～1.5 小时就能完成，这时孕妇要做到的是宫缩来临时随着宫缩一同向下屏气用力，宫缩过后抓紧时间休息，或少量喝水、擦汗，为下一次宫缩蓄积力量。

胎儿娩出后，就是第三产程了，这时医务人员会给予产妇缩宫素，帮助产妇子宫收缩以减少出血（通过静脉或肌内注射给药）。这个阶段主要是等待胎盘、脐带娩出，一般需要 30 分钟，大部分产妇 5～15 分钟胎盘与子宫壁自然剥离娩出。胎盘娩出后，医务人员会仔细地检查胎盘、胎膜和脐带，如果有异常会及时处理，避免胎盘或胎膜残留而发生出血多的情况。

4.什么方法能让自己分娩快点？

对于加速分娩这个问题，医务人员给予的建议如下：在待产过程中要多活动，经常改变体位，最好多采取上身直立位，如走动、站立、蹲、坐、跪等姿势，站立或坐位时可以晃动骨盆，这

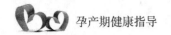

些体位和姿势可以帮助胎儿在骨盆中下降，同时孕妇活动可以起到分散注意力的作用，减少对镇痛药的应用。如果孕妇发生胎膜早破同时胎儿与骨盆没有完全衔接好或孕妇血压高，这时需要卧床待产或休息，采取左侧卧位或右侧卧位比较好，避免仰卧位造成孕妇发生仰卧位低血压综合征的情况。

5.经产妇分娩需要的时间是不是要短一些？

经产妇分娩的速度比初产妇快，但是如果与上一次分娩间隔时间较长，分娩时间就与初产妇大致相仿。但是为安全起见，经产妇临产后应尽早来医院就诊。

6.分娩的时候是骨缝开了吗？

骨缝开了是一种通俗的说法，实际上在分娩的时候不是骨缝开了而是宫口扩张，因为胎儿是在孕妇子宫里长大的，出生就是从孕妇的子宫进入阴道最后被分娩出来，因此分娩的时候骨缝没开。

7.宫口开多大才去产房？宫口开多大才能分娩？

在医院分娩时一般产妇宫口开至 2～3cm 就要被送到产房待产和分娩。如果产妇没有特殊情况可以不必那么早来医院，可以在家待产，等到规律宫缩持续 3～4 小时以后再来医院也是来得及的。太早来医院进入产房后，产妇会感到紧张或感觉时间漫长，容易丧失分娩的信心。

从规律宫缩（这时宫口还没有扩张）至宫口扩张 10cm 时才能允许胎儿通过宫口进入产道（阴道），然后娩出。

8.产妇能感觉到自己宫口开大多少了吗?

产妇不会感觉到自己宫口开大程度,一般医务人员根据产妇产程进展情况为产妇进行阴道检查,通过阴道检查来了解宫口开大程度、胎头下降、胎儿枕位是否异常等情况。

9.医生说宫口开 1cm 是什么意思?

随着产妇临产,子宫收缩逐渐变得规律,宫缩时圆形的宫口在前羊水囊或胎先露的扩张下逐渐开大,宫口开 1cm 就是宫颈扩张的直径达到 1cm 大小,俗称"开 1 指"。

10.孕妇到产房分娩时如何与医务人员配合?

孕妇到产房分娩时,医务人员会给予孕妇具体的指导,如等待宫口扩张至 10cm 期间,应多活动,其可缓解疼痛并且能加快产程进展。注意进食和饮水,保持体力。注意及时排空膀胱,以免胀大的膀胱影响胎儿在骨盆中下降。宫口开全以后产妇会出现宫缩时有排便的感觉,宫缩的时候就要向下屏气用力了,这个时期初产妇需要 2 小时左右,经产妇会时间短一些,因此第一产程进食补充体力很重要。产妇要注意每次宫缩的时候随着宫缩向下用力,没有宫缩的时候要放松身体,抓紧时间休息,经过努力胎儿就要娩出了。胎儿娩出后,医务人员会尽快擦干新生儿皮肤上的羊水,处理脐带后协助母婴进行皮肤接触,之后新生儿自动找到乳头开始吃奶。

11.医生检查说胎儿枕位异常是什么意思?

胎儿枕位异常是指胎儿头位分娩时,胎儿头部在骨盆中旋转出现异常。正常分娩时,胎儿头部为了能够顺利通过骨盆,要做适应骨盆形态的一系列转动，胎头如果不能旋转就出现了枕位异常。医生通过阴道检查可以了解胎儿的枕位情况，枕位异常时部分通过改变孕妇体位纠正；如果纠正不了还可以通过手转胎头帮助胎头旋转至正常的位置，经过上述处理仍然不能纠正的、产程不进展或胎儿有缺氧表现时，医生就会采取产钳或剖宫产的方法帮助胎儿娩出。

12.阴道分娩的时候还剃阴毛吗？

以往曾有人提出剃阴毛可以减少感染和容易缝合，但是妇女在阴毛再生长时感到不适，而且剃阴毛时皮肤上常留下肉眼看不见的小伤口，反而易引起感染，所以在 1996 年 WHO 发布的《正常分娩监护实用守则》中提到经阴道分娩的产妇不必剔除阴毛（会阴备皮），但是剖宫产的孕妇需要剃阴毛，以预防感染。

13.待产时产妇要一直卧床吗？ 可以活动吗？

产妇待产时不建议一直躺在床上，而应鼓励产妇下床活动，其可以加快产程进展，采用直立位待产的孕妇剖宫产概率低。因此采用直立位待产更有利于分娩顺利进行。上身直立位待产的原理就是，胎头压迫在子宫颈上可以很好地扩张宫口，加速产程。同时还会增加产妇的舒适感，降低待产过程中的阵痛。

由于整个产程的时间通常都在十几个小时，非常鼓励产妇离床活动，这样不仅可以帮助加强子宫收缩力，还可以帮助胎头下降，更能缓解腰背部不适感。长时间躺在床上，容易发生仰卧位低血压综合征，更容易造成子宫收缩乏力。虽然活动会消耗体力，但是通过食物的补充，根本无须担心生产时会没力气。所以保证充足的饮食和水分显得尤为重要。因此产妇们尽量选择一些易消化、高热量的食物，以确保有足够的体力应对分娩。

14.产程中产妇保持活动有什么好处?

如果产妇没有胎膜早破,或胎膜虽然已经破裂但胎先露已经衔接,产妇宫口开大至 2cm 左右,在宫缩间歇期可以离床活动,胎儿通过重力作用使胎头对宫颈的压力增加,宫颈扩张加快,可以加速产程进展;如果没有禁忌证,产妇可以采取各种姿势,只要感觉舒适放松就好。疲劳时利用宫缩间歇上床休息,建议侧卧位以保证分娩时有充分的体力和精力。

15.待产时医务人员为什么建议产妇坐分娩球?

产妇坐在分娩球上,上身保持直立前倾位,能促进孕妇的骨盆松弛和胎儿下降。通过在分娩球上不断地运动(左右摇摆、上下颠动)还有助于胎儿在骨盆内旋转。产妇在坐位时,减少对腰背部的压迫从而减轻疼痛,同时可以分散产妇的注意力从而减轻疼痛。

16.为什么进了产房还不能上产床?

需要上产床的时候一般是第二产程,产妇宫口开大以后从急诊室或产科病房被送到产房还要继续待产(等待宫口扩张至10cm),因此不是一进入产房就要躺在产床上。

17.待产过程中能吃饭、喝水吗?

分娩对于孕妇来说是一个大量体力消耗的过程,初产妇分娩一般需要十几个小时,如果不吃饭、喝水会对身体产生不利影响。因此在孕妇待产和分娩的整个过程中要注意补充能量和水分。由于进入临产之后胃内消化液分泌减少,因此饮食应选择清淡、易消化的流食或半流食(粥、热汤面、面片汤、馄饨等)。

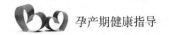

适当饮水，注意勤排尿，避免胀大的膀胱阻碍胎头在骨盆内下降，影响产程进展。

18.产妇进产房时，需要带什么食品？

进产房时，产妇需要带易消化、小包装的食品（如小糕点等），如果医院提供了营养餐要尽可能吃一些，避免长时间不进食、不进水引起饥饿而造成产妇体内代谢异常，出现尿酮体和低血糖或新生儿低血糖等。

19.喝蜂蜜有助于分娩吗？

蜂蜜中的葡萄糖、维生素、镁、磷、钙可以调节神经系统功能，缓解神经紧张，促进睡眠。并且蜂蜜水有很好的润肠作用，不过目前还没有明确的证据指出蜂蜜水可以加速产程，促进分娩。如果是妊娠期糖尿病的产妇，应该谨慎选择蜂蜜水。

20.产妇在产程中没有食欲，为什么还鼓励进食？

产程中需要产妇保持充足的体力和精力，长时间的宫缩会大量消耗身体的能量。加之宫缩疼痛，使产妇减少或无暇进食。因此在产程中要有意识地进食高热量食物，巧克力不可以替代正常饮食，最好进食一些容易消化的或产妇个人比较喜欢的饮食，这些都可以增进食欲。

21.产程时间较长的孕妇如何保存体力？

产程中产妇要注意补充能量，医生帮助产妇在待产过程中进食、进水，指导产妇活动与休息相结合。保证产程时间较长的产妇有充足的能量补充和信心才是顺利分娩的关键。

22.产程太长了，胎儿会不会有问题？

根据新的产程标准规定，应减少产程中不必要的医疗干预，所以产程时间变长，取消了超过 24 小时为滞产的规定。虽然产程较长，但助产士会随时监测产妇和胎儿在宫内的情况，如果有异常，会及时通知上级医生给予处理，降低产程中不必要的剖宫产。

23.产程中胎心监护有哪些作用？

胎心监护是利用超声波的原理对胎儿在宫内的情况进行监测，是正确评估胎儿宫内状况的主要检测手段。胎心监护在以往仅用于推测胎儿是否存活，现在则通过胎心监护，诊断胎儿在宫内能力储备和健康状况。所以，产科医生非常重视胎心监护，如果胎心正常，不用一直做监护。

24.产程中需要输液吗？

产程中输液不是必需的，但产程中有可能需要静脉滴注抗生素、催产素而预防感染和加强宫缩，行分娩镇痛时必须开放静脉通路，如产妇有产后出血的可能则提前开放静脉通路。

25.人工破水是否有危险？

人工破水又称人工破膜，即人为将胎膜刺破，以便观察流出的羊水量、颜色，判断胎儿是否有缺氧的状况，达到加强宫缩、加速产程进展的目的，是自然分娩过程中较为常见的一种干预措施。

26.为什么胎盘早剥时会出现血性羊水？

胎盘早剥是指妊娠 20 周后或分娩期，正常位置的胎盘在胎儿娩出前，部分或全部从子宫壁剥离。胎盘早剥是妊娠晚期严重并发症，往往起病急骤，进展快，严重威胁母婴生命。胎盘早剥最常见的典型症状是疼痛和阴道出血。轻度剥离时主要症状为阴道出血，量较多，色暗红，可伴有轻度腹痛或腹痛不明显，贫血体征不显著。重度胎盘剥离可发生胎盘后血肿，多见于重度妊娠期高血压疾病，主要症状是突然发生的持续性腹痛、腰酸、腰背痛，严重时可出现恶心、呕吐、面色苍白、出汗、脉弱、血压下降等休克征象。阴道不出血或少量出血，其贫血程度与外出血不相符。如果胎膜破裂时可见羊水为血性，是因为胎盘剥离的血液透过胎盘小叶间隙、胎膜渗透到羊水囊中。

27.B超提示脐带绕颈可以阴道分娩吗？

脐带绕颈占分娩总数 20%～25%。其发生与脐带过长、胎儿小、羊水过多及胎动频繁有关。一般情况下，脐带绕颈并不意味着不能阴道分娩。脐带的血管长度比脐带长，平时血管卷曲呈螺旋状，而且脐带本身由胶质包绕，有一定的弹性，在产程中加强胎心监护可及时发现胎儿宫内异常情况，在胎心监护正常的情况下其可以阴道分娩。

28.为什么不能频繁检查宫口扩张情况？

产程中有明确规定阴道检查的时间，频繁的阴道检查不但不会加速产程，反而会使外阴水肿，增加感染的机会。

29.产程中医生多长时间检查一次宫口开大情况？

孕妇临产进入产房，医务人员会根据产程进展的不同阶段定时检查宫口扩张、胎儿下降情况。随着宫缩变得越来越频繁，宫口扩张活跃，检查的间隔时间也缩短了，宫口开大 3cm 之前 4 小时检查 1 次，3cm 以后每 2 小时检查 1 次宫口开大情况。

30.为什么产程中要注意及时排尿？

　　产程中注意排尿非常重要，由于膀胱太过充盈，会阻碍胎头下降，产程就会延长，也会造成膀胱肌肉麻痹，产后易发生尿潴留，也可能发生产后出血。现在鼓励产妇在产程中进食、进水，及时补充消耗体力。喝水后，就要注意排尿，如果膀胱长时间充盈，就会影响胎儿在骨盆中下降速度（因为膀胱在盆腔中），因为胀大的膀胱会使产程时间延长，同时膀胱被压迫时间过长会出现麻痹，导致排尿困难。所以在产程中每间隔 2～4 小时要自行排尿 1 次，防止发生尿潴留或排尿困难。

31.待产时为什么会出现排尿困难？

　　产妇在待产过程中出现排尿困难，其主要原因是宫缩乏力、枕横位或枕后位、臀位、产程处理不当等导致产程延长，胎先露压迫膀胱时间过久，膀胱黏膜充血、水肿。并且由于过度伸展的子宫下段将膀胱牵拉过高，使膀胱底部也充血、水肿，甚至出血，尿道也充血、水肿，尿道口闭塞。部分产妇在产前（第一产程或第二产程中）尿潴留过多而未及时处理，进一步牵拉膀胱使其过度紧张、感受性降低，甚至发生神经麻痹，使膀胱排尿反射功能消失。上述异常变化导致产妇排尿功能下降甚至卧床时不能排尿。另有一部分产妇因精神紧张、怕人、不习惯或对自己排尿缺乏信心而暂时不能排尿。还有一部分产妇由于分娩过程中曾应用各种麻醉药而影响排尿。

32.宫口开全的产妇有什么感觉和表现？

　　在产程中宫口的扩张是伴随胎儿先露部下降进行的，产妇自己感觉有强烈的排便感，有时阴道见红量增多，有黏液栓伴随排出或胎膜突然破裂，以及胎膜早破者羊水不再外流，肛门周围有强烈压迫感，这些是子宫口开全的表现，但确切判断宫口开大情况要通过阴道检查。宫口开全后助产士会指导产妇开始屏气用力完成分娩。

33.宫口开全了为什么有排便的感觉？有些宫口没有开全的产妇为什么也有排便的感觉？

在第一产程，产妇主要通过宫缩的力量不断下推胎儿扩张宫口。到了第二产程，需要加速将胎儿娩出，只靠宫缩的力量不能完成，因此这时产妇会出现想大便的感觉，称为排便反射，这是由胎儿的头部压迫直肠引起的反射排便动作，可协助胎儿娩出。

胎儿头位分娩时，如胎头在骨盆中旋转出现异常，产妇宫口没有开全也有排便的感觉。正常分娩时，胎儿头部为了能够顺利通过骨盆，要做适应骨盆形态的一系列转动，如不能旋转就出现了枕位异常，这样产妇在宫口没有开全时也会产生排便的感觉。医生通过阴道检查可以了解胎儿的枕位情况，枕位异常时部分通过改变孕妇体位纠正；如果纠正不了还可以通过手转胎头帮助胎头旋转至正常的位置。经过上述处理仍然不能纠正的、产程不进展或胎儿有缺氧表现时，医生就会采取产钳或剖宫产的方法帮助产妇将胎儿娩出。

34.产妇分娩时排大便怎么办？

宫口开全后，产妇会在宫缩的时候有排便的感觉，这时应随着宫缩开始屏气用力，目的是用力将胎儿推出阴道，可能会有少量的大便排出，医务人员会给予相应的处理来保证会阴部不被大便污染。

35.分娩的时候如果没力气了怎么办？

分娩是一个体力消耗很大的生理活动，因此在第一产程中就要注意进食、进水、及时排空膀胱等问题。否则到了第二产程产妇体力在第一产程已经消耗很大了，可能就会出现没力气的现象。

36.孕妇患有高度近视分娩能用力吗？

患有高度近视的孕妇最好在孕末期到眼科检查眼底情况，如果有异常，在分娩时可以告诉接产的医务人员，医务人员会根据产妇产程进展情况来给予指导，如果产程进展缓慢，可以通过会阴切开来缩短产程。

37.为什么一有宫缩胎心就变慢？

胎心率减慢可能由胎儿缺氧引起，但有时孕妇服用某些药物，其通过胎盘作用于胎儿，也可引起胎心率减慢。胎心率持续减慢时，要注意检查了解胎儿有无缺氧的可能。

第二节　产程中用药问题

38.孕妇能自己申请镇痛药吗？

产程中，医生会观察子宫收缩情况，如果发现子宫收缩不协调或产妇疲惫不堪，会慎重使用哌替啶（杜冷丁），帮助产妇镇痛和休息。因为该药在用药后 1～2 小时对胎儿心率还有一定的抑制作用，所以使用前需要做胎心监护，以确保胎儿宫内安全。杜

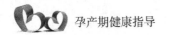

冷丁属于毒麻药品，使用时有严格的要求，因此产妇不能自己申请使用。

39.杜冷丁是镇痛的吗？为什么注射杜冷丁之后会有恶心、呕吐的情况？

杜冷丁是一种化学合成的中枢性镇痛药，由于其呼吸抑制作用轻微而广泛应用于临床分娩镇痛中，该药除了镇痛外还可以明显改善不协调的子宫收缩，并能增强子宫收缩的强度及频率。用药后 2 小时达高峰，4 小时作用基本消失。

使用治疗量杜冷丁后产妇可能出现眩晕、出汗、口干、恶心、呕吐、心动过速等情况，还易发生直立性低血压。因此注射杜冷丁后产妇尽量不要下床活动，避免摔倒。同时尽量减少进食、进水，避免恶心、呕吐的发生。

40.杜冷丁、地西泮对胎儿有危险吗？

如果产程中需要使用杜冷丁、地西泮，医生会根据产程进展选择药物。这两种药物应用对产妇和胎儿是安全的。但是这需要准确的判断、特殊的技术、相应的预防措施和治疗手段。

41.注射地西泮的目的是什么？

地西泮具有快速镇静、催眠、抗惊厥及较强松弛子宫平滑肌的作用，无副作用，对母婴均无不良影响。同时不影响原有宫缩，不增加产时和产后出血，临床主要应用于产程长、比较疲劳的产妇而使其得到休息，恢复体力。通过休息可以加强宫缩，促进产程进展。

42.产程中什么情况下使用催产素?

催产素是宫缩剂的俗称,在产程中有时自身分泌的催产素所引起的宫缩强度不够,需要使用催产素以帮助孕妇加强宫缩,这是产程处理的一种方式。催产素在产前使用时有利于加强宫缩,促进胎儿尽快娩出;在产后使用时有利于恶露排出及子宫复旧。

43.分娩后为什么还要用催产素呢?

分娩结束后,需要子宫快速收缩,以防止产后出血。孕期子宫增大,生产结束后根据医嘱有可能会继续使用催产素以利于子宫复旧。

第三节　安全分娩注意事项

44.目前在医院分娩的产妇能用什么姿势?

临产后,在宫口扩张至 10cm 之前孕妇应保持多活动,可采取上身直立的姿势,如站、坐、蹲等这样的姿势,有利于减缓疼痛,使胎儿在骨盆中下降速度快,能够加快产程进展。宫口开大至 10cm 时就要准备分娩,目前分娩姿势还是产妇躺在产床上,上身稍抬起,两腿分开,宫缩时产妇可以拉住扶手向下屏气用力,宫缩间歇时休息。这个姿势持续整个第二产程及第三产程,医务人员等待胎盘娩出和缝合会阴伤口。

45.什么时候产妇可以用力?

初产妇宫口开 10cm,经产妇宫口开 5～6cm 时,宫缩时产妇

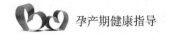

出现强烈的排便感，这时在助产士的指导下产妇可以屏气用力，其目的是和宫缩的力量一同向下推胎儿下降，使胎儿娩出。但是过早用力，会消耗体力，也会增加子宫颈裂伤的危险。

46.宫口未开全，可是产妇总想用力怎么办？

如果宫口没有开全，产妇宫缩时就有排便感觉，通常是胎儿的枕位异常（胎儿在骨盆中转的方向不对），这时医务人员会告诉产妇不要用力，可以利用特殊体位纠正。

47.分娩过程中，为什么有的产妇感觉手足和面部麻木？

出现手足和面部麻木这种情况，可能是过度通气造成的呼吸性碱中毒，其是由于肺通气过度使血浆 H_2CO_3 浓度或 $PaCO_2$ 原发性减少，而导致 pH 升高（＞7.45）。在待产过程中出现多是由通气过度造成的。由于宫缩时疼痛，产妇应对不当，急速呼吸，造成手、足、面部特别是口周麻木并有针刺样感觉。严重者胸闷、胸痛、头晕、恐惧，甚至四肢抽搐。可用较大的纸袋，罩于鼻、口上，进行再呼吸，以增加动脉血 PCO_2，刺激呼吸中枢，恢复正常呼吸，麻木的症状就会消失。

48.为什么要指导产妇分娩时不要大声喊叫？

分娩时不建议大声喊叫，因为大声喊叫会造成产妇肠胀气，易发生产后出血；还会造成产妇体力过度消耗，造成胎儿在宫内缺氧，严重时胎儿窒息；如果体力过度消耗，到了第二产程需要用力时，就不能用力了，造成产程进展缓慢。

49.马上就要分娩了，产妇必须吃巧克力和喝红牛吗？产妇可以喝人参汤吗？

不是必需的，如果产程中只吃这些含糖高的食品产妇会感觉口渴、胃灼热、胃部不适，易发生呕吐。有糖尿病的产妇就更不建议吃巧克力和喝红牛，其会迅速增高血糖，加重胰岛负担。如果血糖值正常产妇可以少量进食，产前可能因疼痛或紧张进食困难，巧克力的能量较高、方便携带也方便产妇食用，一定程度上缓解产妇的压力。医务人员主张在待产过程中正常饮食，吃些清淡易消化的粥、面条、面片等流食或半流食，有利于产妇快速消化和吸收。

人参含有多种有效成分，这些成分能对人体产生广泛的兴奋作用，其中对人体中枢神经的兴奋作用能导致服用者出现失眠、烦躁、心神不安等不良反应。人参具有抑制血小板聚集的作用，有可能增加产后出血的风险，尽量避免饮用。产妇只要在产程中保持正常饮食即可。

50.孕妇宫口开多大时可以上产床？

目前很多医院的产床是待产、分娩一体的多功能产床。因此，根据产妇的使用需要待产时就是待产床，分娩时调节为方便产妇用力和工作人员接生的产床形式。如果只是接生使用的产床，产妇要等到宫口开大至 10cm 以后才上产床。

51.第二产程时产妇如何配合？

第二产程是分娩的关键时期，需要产妇与助产士的密切配

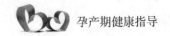

合。此时产妇会有强烈的排便感和疲劳感，需要产妇振作精神，听从接产人员的指导，在宫缩时深吸一口气，向下屏气用力。没有宫缩时，产妇应全身放松休息。产妇此时注意不要突然翻身、扭动身体，因其都是危险的行为。

52.在分娩时腿突然抽筋怎么办？

产妇在产时之所以出现小腿突然抽筋的现象，是由于分娩时产妇需要大量用力，加之孕末期钙离子的大量流失或补充不充分。产妇可以自行勾起大脚趾，或他人协助按摩小腿进行缓解。

53.为什么在分娩时孕妇要听从助产人员"用力"指导？

第二产程是借助宫缩和产妇屏气增加腹压的力量推着胎儿娩出，即将娩出时，接产人员会告诉产妇再来宫缩时不要用力，指导产妇做"哈气"动作。尤其是在没有做会阴切开的时候，如果产妇用力会使胎头娩出速度过快，造成会阴裂伤程度加重，为了减少会阴裂伤，到胎儿头部最大径线即将娩出时，接产人员会让产妇在宫缩的时候做哈气的动作，目的是让胎头慢慢娩出，减轻会阴撕裂程度。

54.胎儿快要娩出时产妇会有感觉吗？

子宫口开全，伴随着子宫收缩的不断加剧，胎头的下降，产妇自身会有强烈且不可抑制的排便冲动，在宫缩间歇期能缓解。阴道血性分泌物增多、黏稠，胎膜自然破裂等，都是胎儿即将娩出的征兆。

55.产程中胎心率变慢了怎么办？

目前我国主张产妇住院分娩，孕妇临产后进入产房待产，医务人员会定时监测产妇的脉搏、血压、体温、宫缩等；监测胎儿的心率、胎动、羊水等情况。如果发现胎心率变慢会采取措施，积极寻找原因并解决，如子宫收缩过频或强度过强，会使用药物抑制宫缩；因脐带受压引起胎心率减慢，会让孕妇改变体位以缓解脐带受压程度；如果胎心率变慢发生在临近胎儿娩出时，助产人员会根据孕妇具体情况解决，如做会阴切开或使用产钳加快胎儿娩出速度；如果发生胎心率变慢时距离孕妇分娩还有较长的时间，那么就需要进行剖宫产手术快速结束分娩来挽救胎儿的生命。

56.产程中出现哪些情况为难产？如何处理？

难产指在产程中出现以下情况，如宫缩乏力造成产程停滞、胎儿枕位异常造成下降困难，引起相对头盆不称或胎产式异常（横位、臀位）、复合先露使胎儿先露部与骨盆不相称、肩难产等情况，此时胎儿娩出困难，需要手术助产或进行剖宫产尽快结束分娩。

57.如何在胎儿娩出时减少会阴撕裂？

胎儿快娩出时，胎头要以枕下前囟径通过骨盆出口平面，在娩出该径线时为防止阴道的严重撕裂伤，需要胎头缓慢通过。此时，切不可急于求成，用力过猛，造成严重的会阴撕裂。

58.分娩时产妇出血量正常范围是多少？

大多数产妇分娩时出血量在 100～200ml，不超过 500ml，一般是胎盘剥离后，胎盘附着面出血，子宫收缩好的情况下一般出血不多。另外是产道裂伤出血，如宫颈裂伤、阴道裂伤或会阴裂伤出血，接生人员会找出出血原因，尽快对症止血。

59.产妇出血是什么原因造成的？

大多数产妇分娩的时候出血量不超过 500ml，如果超过 500ml 就要诊断为产后出血了。引起出血多的原因有子宫收缩乏力、胎盘或胎膜残留在宫腔中、产道有损伤或产妇有血液凝固方面的障碍等。因此，在产妇分娩后，医务人员会密切观察产妇的子宫收缩情况，检查胎盘、胎膜是否完整。同时会仔细检查产妇产道是否有损伤，如果有损伤会及时止血和缝合伤口。

60.为什么分娩后还是有宫缩？

分娩结束后，胎儿娩出，子宫急剧收缩，以便胎盘娩出，防止产后出血的发生。在产妇腹部脐周处可触及一个较大的硬块，其是收缩的子宫。子宫底高度应位于脐周附近，以每日 1cm 的速度下降至盆腔内。产后 10 日，在腹部不应触及子宫，至产后 6 周子宫恢复到未孕大小。

61.分娩后还可以使用麻醉药吗？

麻醉药的使用在分娩过程中分为两种，一种是用于产程中缓解疼痛的分娩镇痛，另一种是用于接生时放松盆底肌肉的局部麻醉。局部麻醉用于接生时，助产士会为产妇注射少量麻醉药，一方面是为了放松盆底肌肉，使软产道阻力变小，胎儿更容易通过产道。另一方面是由于分娩过程中产妇会有不同程度的会阴撕裂需要缝合，为了减少疼痛，从而使用局部麻醉。当分娩结束时，在缝合过程中局部麻醉效果不好，产妇会有疼痛感觉，助产士会根据每位产妇的会阴裂伤情况不同，再给予一定剂量的麻醉药。

62.胎儿娩出后多久胎盘才能娩出？

胎儿娩出后，接生人员先为新生儿擦干羊水和结扎脐带，这时也在等待胎盘从子宫壁附着的地方剥离，剥离后就会协助胎盘娩出，大多数产妇 5～15 分钟胎盘自然剥离，如果等待了 30 分钟胎盘仍没有剥离，或者等待过程中产妇发生了出血，医务人员就要采取人工剥离的办法使胎盘娩出。

63.胎盘娩出时还需要用力吗？

胎盘娩出时一般不需要像娩出胎儿那样用力，在胎盘娩出过程中，接生人员会让产妇稍稍用力帮助胎盘娩出。

64.为什么有人在分娩后需要刮宫？

胎盘一般是在胎儿娩出以后 5～15 分钟，最晚不超过 30 分钟娩出体外，此时如果出现胎盘没有完全剥离而有一部分粘连在子宫壁上的现象被称为胎盘粘连。胎盘排出后，接生人员会仔细检查其是否完整，有无副胎盘或胎盘残留。如有副胎盘或胎盘残留，则需用刮宫的方法清除宫腔，否则会引起产后出血或产褥期继发出血及感染。

65.产妇分娩后为什么腹部会有一个较大硬块？

分娩结束后，子宫急剧收缩，宫腔变小，致使胎盘从子宫壁上错位剥离，剥离面血窦开放，阴道会有少量暗红色血液流出，伴随子宫收缩子宫呈球形，脐带自行下降，下压耻骨联合后不再回缩，这是胎盘剥离的征象。当胎盘顺利娩出后，在产妇脐周处可触及一个较大的硬块，其是收缩的子宫。子宫底高度应位于脐周附近，以每日 1cm 的速度下降至盆腔内。产后 10 日左右，在腹部不应触及子宫。

66.产妇分娩后多久可以回到病房？

胎盘娩出后 2 小时内，称为第四产程。因为 90%的产后出血都发生在这一时间段内。因此，分娩后产妇需要在产房内观察 2 小时，以便及时观察宫缩、阴道出血、膀胱充盈等情况，产妇应及时排尿，以免影响子宫收缩。这一时间段也是新生儿早吸吮的重要时期，产妇还要与胎儿进行皮肤接触，通过胎儿吸吮乳房刺激子宫收缩，减少产后出血，促进乳汁分泌以保证日后母乳喂养的顺利进行。

67.产妇分娩后能马上下床活动吗？

分娩结束后，产妇体力耗竭，由于大量出汗，身体处于比较疲惫状态。这时如果突然改变体位，下床活动，会发生直立性低血压所致的晕厥。因此，产后 2 小时内不鼓励产妇下床活动，如小便可以使用便盆。经充分休息及体力恢复后，产妇在别人的帮助下离床活动，下床前应先坐起片刻，待身体适应良好后，由人搀扶，方可离床活动。

68.产妇分娩后要马上喝红糖水吗？

红糖水对妇女月经血顺畅排出有帮助，可让身体温暖，增加能量，活络气血，加快血液循环。正是由于红糖的活络气血的功效，在产后初期 2 小时内暂时不要饮用红糖水，因为产后 2 小时内是产后出血的高发时期，尽量避免食用活血化瘀类食材及药物。待产后第 2 日可以饮用红糖水，补充能量、增加血容量，有利于产后体力的恢复，且对产后子宫的收缩、恢复、恶露的排出及乳汁分泌等，也有明显的促进作用。

69.产妇刚完成分娩适合吃什么？

分娩后，女性除了生殖系统会发生改变之外，心血管系统、内分泌系统、泌尿系统等都会出现一些改变，如感到口渴、食欲缺乏等，这是由胃液中盐酸分泌减少、胃肠道的肌张力下降导致。此外，很多产妇还容易出汗，因此产妇一定要多饮水。特别是母乳喂养的产妇充足的水分可以帮助乳汁分泌。而补水不一定只喝白水，可以选择果汁、牛奶、汤等。对于刚分娩后吃什么好的问题，其实不挑食远比"大补"更重要。生产之后的产妇，每日对于热量的需求量在 2700～2800kcal，蛋白质 80g，虽然说每个人的情况都不同，但大致都比孕前的饮食量增加 30%左右。因此在生产后，无论怎样繁忙，适时补充营养是非常有必要的。在平时一定要注意按时吃饭，菜谱要考虑营养的均衡，尽量不挑食。

70.产妇分娩后必须系腹带吗？

产妇分娩后腹壁仍处于松弛状态，但不是必须系腹带，因为子宫的韧带还没有恢复，使用腹带增加了腹腔内压，易造成内脏脱垂。剖宫产的产妇系腹带是为了活动时减少腹部伤口张力缓解疼痛，术后使用腹带的主要目的是压迫伤口减少出血。

71.产妇分娩后能马上下床排尿吗？

产妇在医院分娩后，医务人员不建议其马上下床活动。分娩过程中产妇体力消耗而感到疲惫，在床上休息久了，突然起床后容易出现直立性低血压，产妇易发生晕厥、摔倒。产后第 1 日，最好还是卧床休息，排尿可以使用便盆，如果不习惯在床上排尿，可以在别人的帮助下下床排尿，且要注意安全。如果必须下床，最好先坐起适应一下，再站起来，最后再行走，为避免摔倒最好身边有 2 个人搀扶，如果身体不适，立即卧床。

72.会阴伤口什么时候可以愈合？

会阴伤口分为侧切伤口及撕裂伤伤口，轻度的撕裂伤愈合时间快于侧切伤口，需要拆线时间也短，多 1～2 日即可拆线。而侧切伤口则根据伤口大小，出血程度，组织是否有炎症、水肿、血肿等情况而区分，多数拆线时间为 3～4 日。如果有严重的会阴撕裂伤，那么需要拆线时间也会相应延长。伤口愈合初期，会有缝线的牵拉感觉，5 日左右，缝合线张力消失，伴随的牵拉感觉也消失，然而内层的缝合线完全吸收需要 40～50 日。少数产妇因为体质问题，分娩后 2～3 个月，不能被吸收的缝合线会排出体外，只要将不能被吸收的缝合线牵出即可，不用担心影响伤口愈合。

73.会阴裂伤需要缝合吗？

如果只是阴道黏膜擦伤，创面又没有出血就可以不缝合。如果是裂伤，伤及黏膜、肌肉、皮肤等就需要缝合，以避免出血和组织愈合不好。

缝合时需分层缝合，是否需要拆线，需要看会阴裂伤情况，一般较浅的伤口可以采用缝合线包埋的形式（不需拆线），若伤口较深，就要在皮肤层使用丝线缝合（需要拆线）。一般伤口裂伤复杂或不整齐的时候不能进行缝合线包埋缝合。

74.脐带血有哪些作用？

脐带血的特殊价值，在于它含有造血干细胞，能够用于重建血液系统和免疫系统，这对治疗白血病和其他与血液系统和免疫系统有关的遗传疾病有重要的意义。由于婴儿的免疫系统与儿童或成年人的免疫系统不同，移植脐带血产生的免疫功能不会攻击宿主细胞，因此脐带血移植的组织配型要求不像骨髓移植那么严格，也不太容易产生移植物抗宿主反应。世界范围内，目前脐带血已经用于治疗白血病、再生障碍性贫血、淋巴瘤、多发性骨髓瘤、神经母细胞瘤、黏多糖病、地中海贫血、骨髓增生异常综合征、原发性免疫缺陷病、慢性肉芽肿等80多种疾病。

75.胎盘可以自行带走吗？

胎盘是胎儿的附属物，在分娩结束后，医院会将胎盘作为医疗垃圾处理，没有传染病的产妇根据自愿原则，签署知情同意书后可以带走胎盘，自行处理。有传染病的产妇胎盘不可以带走，由医院送到指定地点集中处理，避免污染环境。但由于胎盘含有血液，产妇将胎盘带离医院后要妥善处置，不得随意丢弃。如胎盘需做病理检查，产妇不能将其带走，病理检查后，由医院按医疗垃圾处理。

第四节　关于会阴侧切及自然裂伤问题

76.分娩时为什么要做会阴侧切？

会阴侧切是一种保护行为，在产妇及胎儿出现危险或危及生命的时候所采取的一种措施。例如，产妇患有心脏病、高血压等内外科合并症，需要缩短第二产程时；胎儿偏大；胎儿出现窘迫需要手术助产时。

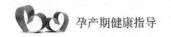

77.进行会阴切开（侧切）术的时机如何选择？

会阴切开术是指分娩时在会阴部做一斜行或垂直的切口，分为会阴侧切和正中切开。会阴切开的目的是保护产妇的会阴部及盆底肌肉，防止发生严重的撕裂伤。会阴侧切术需要在会阴局部麻醉下进行。局部麻醉一方面是为了松弛会阴部肌肉，有利于胎儿通过产道；另一方面可减少会阴切开时和缝合过程中的疼痛感觉。但在局部麻醉后，产妇仍会有牵拉的感觉，这属于正常现象。

78.分娩时会阴部为什么要打麻药？

分娩时会阴部打麻药，是为了放松盆底肌肉和减轻疼痛。宫口开全后，产妇屏气用力，当胎儿头部可在阴道口看到时，助产士会为产妇准备接生，给予会阴局部麻醉，注射少量麻醉药，一方面是为了放松盆底肌肉，使软产道阻力变小，胎儿更容易通过产道；另一方面是由于分娩过程中发生会阴撕裂伤缝合，为了减轻疼痛，而使用局部麻醉，一般镇痛时间在 1～1.5 小时。

79.使用了麻醉药，缝合会阴伤口时还会有感觉吗？

由于分娩过程中会阴撕裂伤是需要立即缝合的，为了减少疼痛，助产士会使用局部麻醉。当分娩结束时，在缝合过程中虽然使用了局部麻醉但仍然会有轻微疼痛感觉，以及缝合的牵拉拽等感觉，这是正常的，助产士会根据每位产妇的会阴情况不同，调整用药剂量。

80.第一次分娩做了会阴切开，再次分娩还要做会阴切开吗？

实施会阴切开的原因有多种，如果第一次实施会阴切开不是会阴的异常因素造成的，那第二次分娩的时候不是必须再次做会阴切开的。医务人员会根据产妇的具体情况决定是否需要再次进行会阴切开。

81.做了会阴侧切影响排尿吗？

刚分娩后，一些产妇伤口疼痛，可能出现排尿困难，建议产妇在产后 6 小时以内自行排尿。如果排尿困难，医务人员会帮助产妇诱导排尿，如听流水声、按摩小腹等。

82.产妇不想侧切，可以拒绝吗？

会阴侧切术适用于胎儿偏大、骨盆异常、早产、产钳助产、胎儿缺氧、胎位不正及产妇自身有内外科合并症，外阴、阴道炎时，会阴侧切会减少产妇严重裂伤的程度。助产士会根据产妇及胎儿自身条件选择最适合的方式。产妇及其家属也有知情同意权，需产妇或其家属签署知情同意书后方可执行会阴侧切术。有医学指征的侧切术是对母婴安全的保障。

83.阴道分娩会造成会阴严重撕裂吗？

阴道分娩不可避免的就是会阴撕裂伤，尤其是初产妇，胎儿大的时候，很多产妇都不明白为什么没有侧切也需要缝合，其实无论是初产妇还是经产妇都会在分娩时有不同程度的会阴撕裂，裂伤程度按以下标准划分。

Ⅰ度指仅会阴皮肤及阴道入口黏膜撕裂。大多数产妇都为这类伤口，特点是出血少、组织损伤小、缝合简单、愈合效果良好，不会影响性生活和再孕再育。

Ⅱ度指撕伤已达会阴体筋膜及肌层，累及阴道后壁黏膜，可至阴道后壁两侧沟向上撕裂，出血较多。但经过仔细缝合伤口预后良好，不会影响产妇盆底功能和性生活质量。

Ⅲ度指撕裂向下扩展，肛门外括约肌已撕裂；但缝合后愈合良好，不会影响生活质量。

84.会阴自然裂伤和侧切哪个对产妇损伤更小？

顺产是一种分娩方式，即通过阴道自然分娩，如果产妇在顺产过程中出现一些特殊情况，就会采用会阴侧切的方式。会阴侧切术是指在会阴部做一斜形切口。第一胎生产中约90%都会有不同程度撕裂伤，自然撕裂伤比侧切伤口的愈合会更快。侧切不是阴道分娩常规操作，只是有必要时才行会阴侧切术，助产士会根据具体情况决定是否侧切，并经产妇或其家属签署侧切知情同意书后才可操作。

85.会阴侧切是否会影响盆底肌肉恢复？

盆底肌肉在孕末期和分娩期都会不同程度地受到损伤，会阴侧切只是切开一部分肌肉，产妇通过产后积极的盆底康复是可以恢复的。

86.会阴侧切后还是顺产吗？

自然分娩的伤口一般分为两种，一种是自然裂伤，一种是侧切。产妇在分娩过程中，需要经过医务人员对产妇及胎儿的情况进行评估决定是否进行会阴侧切，会阴侧切下娩出胎儿仍旧是自然分娩，俗称顺产。

87.会阴侧切伤口缝合后都需要拆线吗？

会阴侧切的指征有很多种，如缩短第二产程、产妇会阴弹性差、胎儿偏大、产钳或胎头吸引助产避免过度裂伤等。侧切伤口由内向外分为三层，其中黏膜层、肌层，由可吸收线缝合不需要拆线；皮肤层，根据助产人员对个体情况的评估，确定是否使用不需拆除的缝合线。

88.如何减轻会阴伤口疼痛？

分娩后鼓励产妇勤换卫生巾、内裤，每日要用温水由前向后勤冲洗会阴部，多吃新鲜蔬菜水果，多喝汤饮，不吃辛辣食物以保持排便通畅。根据个人情况开始下床活动，促进血液循环，加快伤口愈合。拆线后最初的几日内，避免做下蹲用力动作。

第五节　关于要和医生讨论的手术分娩问题

89.什么是产钳术？什么情况下需要用产钳助产？

产钳术是以产钳作为牵引力或旋转力，用于纠正胎方位、协助胎头下降及胎儿娩出的重要产科手术。临床上通常用低位产钳术和出口产钳术，即以产钳叶部正好达到胎儿耳郭部，向外轻牵拉。使用产钳时要有手术指征。

需要用产钳助产的情况如下：

（1）宫缩乏力、产妇疲劳，第二产程延长者，包括持续性枕横位和枕后位。

（2）产妇合并妊娠高血压综合征、心脏病、重度贫血，为了

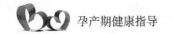

避免产妇长时间用力加重病情以减轻第二产程给产妇带来的体力负担，以及防止因过度用力而发生抽搐、心力衰竭等。

（3）轻度头盆不称，胎头骨盆内旋转受阻者。

（4）胎儿缺氧，估计短时间内不能分娩者。

90.产妇分娩时没有力气，是否需要使用产钳？分娩中使用产钳时产妇还要用力吗？

产钳术的使用需要严格掌握手术指征，产钳必须是在宫口开全、头盆相称的情况下发生分娩困难时使用，如各种原因引起的第二产程延长、胎头持续枕横位或枕后位、轻度骨盆狭窄、胎儿巨大等，产妇有各种妊娠合并症，如心脏疾病、重度子痫前期、子痫、动脉硬化等。在以上情况下，相较于剖宫产，产钳术是更为快捷、更为安全的助产方式。

产钳术是一种协助胎儿娩出的助产手段，以产钳作为牵引力或旋转力，用于纠正胎方位、协助胎头下降及胎儿娩出。其不能完全代替产力，需在子宫收缩的同时由产妇配合屏气用力，再施以产钳牵拉，在共同的作用下娩出胎儿，将产妇和胎儿的损伤降到最小。

91.手术分娩会不会造成产妇的会阴伤口裂伤很严重？

手术产的伤口会比正常侧切和撕裂伤深一些，会发生侧切伤口的上延或阴道壁纵裂。由于伤口较深，伤口处出血也相应较多，缝合过程也较复杂。通常情况下拆线会比正常会阴侧切晚1～2日，根据伤口具体情况及产妇体质愈合时间也相应不同。

92.产妇能决定是否用产钳吗?

产钳术的应用是由产科经验丰富的医生决定的,使用产钳时应该严格掌握手术指征,医生向产妇及其家属交代清楚病情,经过产妇、家属双方签字同意才可以实施。产妇可以拒绝实施该操作,应由医务人员向产妇及其家属解释拒绝操作有可能产生的风险,共同商讨是否使用产钳。

93. 分娩时使用产钳与剖宫产相比哪一项风险更大?

产钳术是一种协助胎儿娩出的助产手段,是以产钳作为牵引力或旋转力,用于纠正胎方位、协助胎头下降及胎儿娩出的方法。剖宫产也是一种产科常用的外科手术,也有严格的手术指征。实施剖宫产术时,要切开腹壁全层和子宫全层,才能将胎儿取出。因此与剖宫产相比,产钳术是更为快捷、安全的助产手术。

94.使用手术助产是指什么?

手术助产就是在第二产程宫口开全后,对不能在规定的时间内从阴道分娩,或有妊娠合并症需要缩短分娩时间者,运用产科器械协助产妇将胎儿娩出。常用的阴道分娩手术助产有两种:一种是吸引器助产,它是利用负压吸引原理,在子宫收缩,产妇使用腹压的时候,再用吸引器的牵引力量将胎儿娩出来。另一种方法就是用产钳助产,以产钳作为牵引力或旋转力,用于纠正胎方位、协助胎头下降及胎儿娩出的重要产科手术。

95.医生说产妇产程时间长需要产钳分娩,为什么?

初产妇在宫口开全 2～3 小时胎儿还没有娩出,胎头长时间在产道受压及母亲的过度疲劳会增加产后出血及婴儿并发症的风险，因此，需要医生帮助缩短产程而使用产钳。

96.使用产钳会不会对胎儿头部有影响？

使用产钳是有条件和适应证的，产钳放置正确对胎儿是没有任何伤害的。临床上使用的是低位产钳，产钳位置越低，母婴安全性就越大。在分娩过程中，当发生某些情况需要产钳助娩，产钳放得顺利，操作正确，适当牵引力度，时间把握得好，产钳是不会伤到胎儿的。

97.什么情况下医生建议使用剖宫产这种分娩方式？

剖宫产是产科领域中的重要手术，在严格的指征下方可实施，如胎儿头部与母亲骨盆大小不相称没有进入骨盆、产道异常、胎位异常；产妇有异常分娩史，如不良孕产史、前次剖宫产术后感染；胎儿因素如胎儿窘迫；妊娠并发症如重度子痫前期、严重的妊娠期糖尿病、前置胎盘、胎盘早剥、高龄初产妇（年龄≥35岁）、严重 Rh 母儿血型不合溶血症；某些经阴道分娩可能感染的疾病；内科合并症如心脏病、肝病、肾小球肾炎、肺部疾病、脑血管疾病；外科合并症如脑出血、腹部及会阴部损伤等。

98.剖宫产与自然分娩哪个更安全？

剖宫产的风险比自然分娩的风险更高。阴道分娩是一种自然的生理现象，对产妇创伤小、出血少，下床活动早，利于产后恶露的排出，产后恢复快，产后不需禁食，促进乳汁早分泌，利于母乳喂养，住院时间短，无远期合并症，生育间隔不受特别限制。而实施剖宫产必须具备医学指征（胎儿窘迫、产前大出血、滞产、骨盆狭窄、胎儿偏大、胎位异常、胎盘异常、剖宫产再孕、母亲合并严重内科疾病），并不是按照孕妇自己要求的。剖宫产属外科手术，有相应的危险性，如术中出血、邻近器官损伤、麻醉风险、切口愈合不良、晚期产后出血、子宫瘢痕、肠粘连、子宫内膜异位症等，再次妊娠和分娩有子宫破裂的危险，生育需间隔 2 年以上。

99.剖宫产手术后是否会影响再次怀孕？

剖宫产术后子宫壁切口愈合需要一定时间，短期内愈合不佳，如怀孕间隔时间较短，由于胎儿的发育使子宫不断增大，子宫壁变薄，尤其是手术切口的位置，瘢痕形成，缺乏弹性，容易导致妊娠末期或分娩过程中子宫破裂。因此推荐剖宫产术 2 年以后可再次怀孕。

100.剖宫产的切口要多大？

目前剖宫产术是在子宫下段做横切口，约长 10cm。如合并其他情况，切口的方向及长度可有改变。

101.剖宫产麻醉后，产妇还会有感觉吗？

剖宫产多采用硬膜外麻醉联合蛛网膜下腔麻醉的方式，麻醉主要解决的是痛觉，就是通常老百姓所说的"半身麻醉"。所以手术的全过程产妇都是意识清楚的，在手术中产妇会有牵拉、按压的感觉，这属于正常现象。产妇手术中清醒，可以确认自己的婴儿及其性别。

102.分娩时产妇为避免受"二茬罪"，是否可以直接要求行剖宫产手术？

在没有明确的剖宫产医疗指征时，所有产妇都要进行阴道试产，也就是说，所有到产房分娩的产妇都是试产过程，因为决定阴道分娩的因素有四个，即精神因素、产力因素、产道因素及胎儿因素。只有四个因素协调才能正常分娩。在试产过程中如果发现头盆不称、胎方位异常、产力异常、脐带脱垂、胎儿缺氧等情况，短时间内不能经阴道分娩，需进行剖宫产手术结束分娩。

103. 剖宫产的婴儿如何跟产妇进行皮肤接触？

剖宫产手术后，胎儿娩出，护士会为新生儿擦干皮肤，结扎脐带后抱至产妇面前，让产妇确认性别后将新生儿包好，再与产妇进行颜面部的皮肤接触。待手术完全结束，产妇转至母婴同室后，护士会协助母婴再次进行皮肤接触。

104. 剖宫产手术前产妇吃了东西，对手术有影响吗？

产妇如果是常规计划剖宫产手术，是需要肠道准备的。一般术前 6～8 小时禁食水。如果为紧急剖宫产，产妇没有按照要求禁食水，则需在术前告知麻醉师具体进食量和进食时间，麻醉师会选择适宜的麻醉方式。

105. 剖宫产产妇是不是出血少、损伤小？

相对于自然阴道分娩，剖宫产产妇出血多、损伤大。剖宫产属于外科手术，有严格指征。当有剖宫产医学指征时，医生会与产妇及其家属进行商讨，产妇不应自己选择剖宫产，那样对母婴都是不利的。

106. 剖宫产影响产妇哺乳吗？

剖宫产术后产妇的乳汁可能会有少量的麻醉药残留，但是不会对婴儿产生影响。术后完全可以让婴儿吸吮乳汁。刚刚分娩的产妇乳汁分泌量极少，早吸吮不是为了单纯给婴儿喂奶，而是为了锻炼婴儿吸吮能力，同时促进产妇泌乳。婴儿吸吮母亲乳房还能够促进产妇体内催产素分泌，使子宫收缩，减少出血。

107.剖宫产是否可以防止产后盆底功能障碍？

在妊娠期由于子宫重量的逐渐增加、位置逐渐变得垂直，已经将其全部重力直接压向盆底支持组织；妊娠晚期盆底韧带胶原溶解增加，韧带松弛，已经逐步发生盆底功能损害。因此通过剖宫产是无法有效预防产后盆底功能障碍发生的。

第六节 关于陪伴分娩

108.为什么医院要开展分娩陪伴服务？

目前许多大型医院的产科都开展了分娩陪伴服务，就是导乐或助产士与产妇的家属一同陪伴产妇分娩。研究表明，虽然大多数分娩都是正常的分娩过程，但是产妇没有分娩经历，临产后会出现紧张、恐惧、孤独的感觉，这些情况不利于产妇顺利分娩。产妇需要1名有经验的人陪伴，给她指导、帮助和鼓励，这样产妇能够使自己的精神放松，产程进展更快，母婴分娩结局好。因此，陪伴分娩服务不仅符合产妇的需求，也体现了对产妇的人文关怀。

109.陪伴分娩有哪些好处？

陪伴分娩是近十几年在我国新出现的产时服务项目。孕妇在分娩的过程中，尤其初产妇，难免紧张、焦虑，过度紧张、焦虑不利于产程进展，还会增加孕妇对疼痛的感觉。待产分娩时孕妇也需要有人陪伴、安慰和鼓励。根据近年来国内外的研究报道，产妇在亲人陪伴的情况下，产程时间短、出血少、使用药物镇痛的概率小、剖宫产的概率也小、新生儿窒息发生少。因此在产程中产妇有人陪伴，得到了安慰，放松了心情，生活上得到照顾，可以减轻产痛、消除孤独感，使产妇容易树立分娩的信心，母婴分娩结局更好，因此现在医院鼓励陪伴分娩。

110.家属计划陪产应做什么准备?

如果孕妇计划分娩时有家属陪伴，最好事先选好陪伴人。陪伴的人员应该在孕末期与孕妇一起听有关分娩的课程，了解分娩的大致过程及注意事项，避免陪伴人在产程过程中因不了解分娩紧张而影响产妇分娩。

111.医院在什么条件下允许家属陪产?

医院要有独立的分娩室，可为广大产妇在产时提供一个相对私密的环境。为了保证母婴的医疗护理安全，一般情况下每一位产妇只允许 1 名家属进入产房陪伴分娩，尤其是鼓励丈夫参与。陪产的家属在产房内要严格遵守产房的秩序，不得干扰正常的医疗护理行为。此外，陪产家属除了要更换专用的陪产服装外，还禁止使用手机、照相机等电子产品，以免信号波段对监护仪器的正常工作造成干扰。

112.陪产要陪多长时间?

产妇进入产房后，医护人员会根据产程进展情况和独立产房的使用情况安排需要陪伴分娩产妇。陪产时间因人而异，是根据每一位产妇的产程时间而决定的。如果在陪伴过程中，陪伴人出现不舒适，可以随时停止陪伴。

113.家属什么时候才能进入产房陪产？

每家医院的情况不同。一些医院只要孕妇临产进入产房待产，家属就能同产妇一同进入产房陪伴；另一些医院需要等产妇宫口开大到一定程度才允许产妇及其家属进产房。因此，分娩之前可以了解你选择的医院陪产服务的情况。

114.陪产家属能帮产妇做什么？

进入产房陪产的家属，主要是给予产妇情感上的安慰和鼓励。陪产的家属可以通过聊天、陪产妇散步等分散产妇注意力；如果产妇感觉不舒服，陪伴的家属可以为产妇按摩；提醒产妇利用孕期学到的技巧对抗宫缩痛；陪伴产妇活动；帮助产妇吃饭和饮水；到了第二产程为产妇鼓劲等，如果是丈夫陪产则可通过参与产程促进夫妻之间的情感联系，帮助产妇树立分娩信心，见证婴儿的诞生过程。

115.医院如何安排家属陪伴分娩？

一些医院允许家属陪伴整个产程，另一些医院可能因为房间紧张或其他原因只允许产妇家属参与部分产程。另外，还要看陪伴家属的情况，有的家属不了解分娩过程，因此没有心理准备，在陪伴的过程中比较紧张，会影响产妇的情绪，这样的情况就不建议继续陪伴了。

116.陪伴过程中如果家属出现不舒适怎么办？

一些陪伴的家属（大多数是产妇的丈夫）总是担心在陪伴过

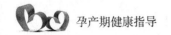

程中看到血腥的场面自己受不了，其实这些只是他们的想象。医院为保证母婴安全有一套严密的管理制度，家属不必担心。如果在陪伴过程中家属出现不舒适，应及时告知医务人员以进行相应的处理，或到产房家属等候区休息，不可强行坚持。

117.如何选择陪产人？陪伴人应具备什么条件？

尊重产妇的选择，一般情况推荐丈夫进入产房陪伴。在待产、分娩过程中丈夫无微不至的照顾和鼓励会使妻子感觉有依靠及安全感，不孤独。如果是产妇的其他家属陪伴，仅能给予一些生活上的照顾，如果是年龄比较大的老人，可能由于紧张和劳累会诱发原有的疾病发作，如高血压、心脏病等。

分娩全过程需要十几个小时，因此陪伴人要身体健康。同时，陪伴人要帮助产妇度过不断出现疼痛的产程阶段，因此陪伴人需要有较好的心理素质，起到在情感上帮助和支持产妇的作用。

118.陪伴人在产程中吃饭和喝水如何解决？

部分医院给产妇和陪伴人员都准备了食物和水，如果医院不提供食品，陪伴的人员可以出去用餐，正好借此机会放松一下。产房医务人员会持续监测产妇和胎儿的情况并给予照顾。

119.进入产房陪伴分娩的人需要穿特殊服装吗？

每家医院不同，一般不会让陪伴人穿与医务人员相同的衣服，因为那样会使陪伴人感到怪异和紧张。陪伴家属的作用是在情感上支持和在生活上照顾产妇，医院会准备专门的陪产服装和拖鞋。

120.陪伴人只在待产时陪伴是否可以？

可以，医院会尊重陪伴人的选择，同时也会保护陪伴的人员，如果陪伴人员觉得分娩的过程让自己紧张恐惧，可以离开产房一会儿，等到婴儿出生以后再回来继续陪伴。

121.陪伴人为产妇按摩时需注意什么？

按摩要在医务人员的指导下进行，不要做产妇腹部的按摩，因为用力和方法不当可造成胎盘剥离（如果胎盘附着于子宫前壁），其会威胁产妇和胎儿的生命安全。

122.陪伴人如何安抚产妇？

每位产妇在待产和分娩的过程中表现不同，有的安静，有的活跃，但产妇在妊娠、分娩和产后阶段由于激素的影响多少都存在着情感脆弱，陪伴人应了解这一点，在陪伴的过程中应多说一些鼓励和赞扬的话来帮助产妇建立分娩的信心。还可以给予产妇身体的爱抚、亲吻和拥抱，让产妇感觉到爱意，这样即可减轻疼痛，还可以让产妇在心理上有不孤单的感觉。

123.陪产的家属可以做产妇的代言人吗？

可以，但是不能干预医护人员对产妇的治疗和护理，陪产的家属可以与医务人员进行沟通和商量，共同帮助产妇，促进舒适和产程进展，将知道的信息转告给产妇，让产妇了解产程进展，建立分娩信心，顺利娩出婴儿。

124.准父亲参与陪伴的好处是什么？

有关准父亲陪伴分娩的好处，近年来有越来越多的研究显示，有丈夫陪伴分娩的产妇，因待产过程中得到了有力的支持，产程时间比较短，分娩期并发症也较少。可在其今后的生活中与婴儿容易建立亲密关系，父亲会更多地向婴儿表达爱，照顾婴儿，更快地完成从准父亲到父亲的角色转变，夫妻感情更牢固。

125.医院允许陪伴家属给新生儿剪断脐带吗?

每个医院情况不同，可以事先询问。如果医生允许家属为新生儿断脐，则应事先和接产的助产士说明，助产士会提前准备断脐的无菌剪子，并示范剪脐带的相关动作要求。如果新生儿出生反应好，家属可以断脐；但是新生儿出生需要复苏的话，家属就不能断脐了，由助产士快速剪断脐带，立即进行新生儿复苏。

126.不是产妇的直系亲属能陪产吗?

可以，医院会尊重产妇所选择的陪伴人，但对于选择男性陪伴人，一般只允许产妇的丈夫进入产房进行陪伴，对产妇选择的女性陪伴人没有限制。

127.什么是导乐? 导乐的职责是什么?

导乐是希腊语"Doula"的译音，原意是一个妇女照顾另一名妇女。国际上把导乐定义为在分娩过程中提供服务的人员，也称导乐为分娩的陪伴者、分娩助手或分娩教练。

导乐不参与医疗和护理工作，也不能为准父母提供医学决定。在陪伴产妇分娩过程中，导乐可以为准父母解释一些情况，提供一些信息，陪伴产妇，为产妇做生活照顾，如帮助产妇活动、擦汗，给产妇按摩，协助产妇进食、进水，提醒产妇排尿，促进产妇舒适，鼓励产妇坚持等，同时指导陪伴的产妇家属。分娩后，支持母乳喂养，协助母婴皮肤接触、早吸吮，护送母婴回到母婴同室病房。

128.导乐是一直都能陪伴产妇吗?

导乐在陪伴产妇时应该做到连续、全程的陪伴。这样做是为了能与产妇建立依恋、信任和安全的关系。导乐集中精力陪伴产妇能很快地了解产妇需求,给予针对性的帮助,产妇得到导乐耐心、细致、周到的照顾,产生信任和依赖,能在导乐的帮助下更快分娩。相反,如果导乐不能连续、全程地陪伴,上述益处就不能产生,因此在分娩过程中导乐应一直陪伴产妇。当然,导乐也有生理需求,如吃饭、饮水、上厕所,导乐满足个人生理需求时,应该告诉产妇要离开多长时间、去干什么,征得产妇同意后再离开,并尽快回到产妇身边,使产妇安心。

129.现在有职业导乐吗?

目前国内导乐服务市场鱼目混珠,各种妇婴服务从业人员较多,其素质水平参差不齐。有些医院不允许对外聘请专业导乐人员,而是由助产士担任导乐的工作。在产房工作的人员每年医院都会组织多次相关培训,每一位助产士都掌握导乐技术,且产房内备有相应设备,如分娩椅、分娩球、抱枕、按摩器、韩氏疼痛治疗仪、CD 机等,助产士通过这些设备都可以利用物理方法来缓解产妇产痛。每一位产妇在待产分娩的过程中都会有助产士指导。这样由助产士担任导乐工作,不但有了精神上的支持,更有技术上的保证,在最大程度上保护母婴的健康。

130.导乐陪伴分娩服务的意义及作用是什么?

导乐可以为产妇提供心理支持,减轻分娩的恐惧和疼痛;提

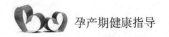

供生理支持，对促进良好的分娩结局有积极的作用；可以减少或减轻产后抑郁症；促进母婴的情感联系等。

131.产妇能挑选导乐陪伴自己分娩吗？

目前我国专职导乐人员还很少，不能满足所有产妇需求，如果你选择的医院能够提供导乐服务，并且导乐人员充足，那就可以挑选陪伴你的导乐了；大部分公立医院是工作人员充当导乐，如果你选择的医院有导乐服务，那么虽然不能挑选导乐，但也请放心，这些充当导乐的工作人员也是非常有经验的人员，她们会和你的家人一起共同陪伴你分娩。

132.导乐与助产士和医生的区别是什么？

专职的导乐不是医务人员，不参与医疗和护理工作，她们重点的工作任务是陪伴产妇，给予产妇生活照顾、用非药物的方法减轻疼痛、给产妇提出建议、帮助产妇采取舒适体位待产和分娩、支持母乳喂养，解答准父母的疑问等。

第七节　关于分娩镇痛

133.什么是无痛分娩？

无痛分娩是药物分娩镇痛的一种，指的是临床中的硬膜外麻醉镇痛。实际上分娩镇痛包括非药物和药物两类镇痛方法。目前世界卫生组织主张和提倡对正常产妇使用非药物镇痛方法，因为非药物镇痛方法多为物理方法，对母婴没有不良影响。药物镇痛，特别是硬膜外麻醉镇痛方法（无痛分娩）已被世界卫生组织归为常用的不适宜措施，只适合高危分娩的人群。硬膜外麻醉镇痛的使用可能造成产妇宫缩减弱而增加催产素的使用，部分孕妇使用镇痛泵后出现一些不适症状，如恶心、发热、瘙痒、低血压等。由于使用了硬膜外麻醉可能增加了对产妇的其他措施的使用，如心电监护、胎心监护、静脉输液、限制活动等，这些会使产妇更加不舒适。药物可能对婴儿有影响，如嗜睡、肌肉软弱、不愿吃奶等。因此，如果是正常妊娠过程的孕妇，在产程中使用非药物镇痛就能够减弱分娩的疼痛，让自己的分娩更健康。

134.药物镇痛是指什么？非药物镇痛有哪些方法？

药物镇痛指通过应用药物，如地西泮、盐酸哌替啶（杜冷丁）、氧化亚氮（笑气）、局部麻醉药物等达到镇痛的目的。根据药物性质选择不同的给药途经，起到镇痛的作用，但同时所有全身应用的药物都会通过胎盘进入胎儿体内，对胎儿产生影响，如呼吸抑制等，因此要慎重使用。

非药物镇痛的方法：一些物理方法，如按摩、热敷、冷敷、压迫、刺激穴位等；还有促进舒适的方法，如改变体位、起床活动、沐浴、听音乐、陪伴、香薰、低声呻吟和叹气、吃饭、饮水等；分散注意力的方法，如聊天、唱歌、看电视、想象、暗示、看书等。上述方法对母婴没有不良影响，适用于正常妊娠和分娩过程的产妇，也是目前世界卫生组织提倡和鼓励使用的方法。

135.使用非药物镇痛就一定有效吗？

每个人耐受疼痛的能力、对分娩疼痛的看法、疼痛的反应、精神准备及对非药物镇痛的敏感性都存在不同，因此是否在分娩过程中使用非药物镇痛的方法，要根据使用过程中的镇痛效果，不断地评估、调整、改进，以期达到满意效果。如果镇痛效果不满意可以尝试其他方法，无论怎样，非药物镇痛毕竟对母婴没有不良影响，大部分产妇在使用了非药物镇痛方法后能够顺利分娩。如果使用了多种非药物镇痛方法，孕妇感觉还不能达到自己能承受的疼痛程度，再改用药物镇痛也是可以的。

136.选择哪种镇痛方法好？

如果孕妇妊娠过程正常，没有合并症等情况，临产后最好首先选择非药物镇痛方法；如果孕妇有合并症，属于高危妊娠，在待产过程中由医务人员进行病情和产程进展评估，最后给出镇痛方法的建议，产妇可以参考医务人员的建议进行选择。

137.分娩疼痛是什么样的疼痛？

分娩疼痛是由子宫收缩、胎儿下降对组织的牵拉引起的。它是有节律的一阵一阵疼痛，刚临产时子宫收缩时间短，持续25～30秒，间隔5分钟左右，随着产程进展，子宫收缩的间隔时间越来越短，到胎儿娩出的时候达1分钟1次，持续1分钟。子宫收缩除了有节律性，还有极性、缩复性。为了让胎儿能够排出母亲体外，子宫收缩时，子宫底部收缩的力量最强，向下依次变弱，子宫肌肉纤维每次收缩后都不会恢复到以前的长度，因此子宫腔变得越来越小，胎儿就被逐渐推出母亲产道而娩出。

138.待产时会有人帮助产妇减轻疼痛吗？

在产妇进入产房后，助产士会主动为产妇提供一些非药物的镇痛方法，如听音乐、观看相应的宣传片和关于产程知识的宣传册；按摩器，可以缓解腰背部的疼痛；变换体位；分娩球可以有效缓解胎头对盆底肌肉的冲击；步行车可以帮助产妇轻松走动；还有韩式仪和冷热敷等，都可以帮助减轻疼痛。

139.在产程中如何减轻疼痛？

首先分娩疼痛是正常的、生理性的，孕妇不要过度紧张，放松心情，顺应自然。在待产过程中保持活动，多变换体位（保持上身直立），这样有利于胎儿在骨盆中旋转下降；还要及时补充能量，吃容易消化的清淡饮食、适量饮水、勤排空膀胱。产妇还可以通过听音乐、进行穴位按摩、和陪伴人聊天等，促进舒适，减轻疼痛。

140.分娩疼痛能使产妇痛晕过去吗？

分娩疼痛是生理性的，而且是一阵一阵的疼痛，每次疼痛持续的时间只有几十秒，之后子宫收缩停止，产妇可以休息。因此，如果是正常的、生理性收缩，产妇不会被痛晕过去。

141.在产程中怎样活动可以减轻宫缩痛？

在第一产程中尽量保持活动，如下床走动，或扶着助走车、墙壁扶栏、床、桌子等物体站立，宫缩时可以站着不动，宫缩过去以后可以做轻微晃动骨盆的动作，让骨盆顺时针或逆时针来回扭动。这样的动作可以帮助胎儿在骨盆中下降，加速产程进展，产妇也会感觉舒服一些。腰痛的产妇可以利用产床采取跪姿，这样可以缓解腰痛。还要注意及时排空膀胱，因为膀胱在盆腔中，胀大的膀胱妨碍胎头在骨盆腔中下降。产妇如感觉累了可以躺在床上休息，卧位时最好选择左侧卧位或右侧卧位，避免平卧位造

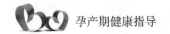

成孕妇血压低、胎儿缺氧等情况发生。

142.水中分娩能减轻疼痛吗?

水中分娩利用水的温度、浮力,以及在水中待产时母亲方便并经常变换姿势等,促进了产妇舒适,也就减轻了疼痛。

143.为减轻疼痛,宫缩时能按摩腹部吗?

宫缩时可以轻柔地按摩腹部,但是不能用力按摩,以免损伤腹部组织和引发胎盘早剥等情况,造成对母婴安全的威胁。

144.分娩时产妇感觉腰部特别疼痛是什么原因?

少数孕妇临产后,每次宫缩时都会感觉腰部特别疼痛,可能是孕妇曾经腰部受伤、有腰部疾病或巨大的子宫压迫脊柱造成。产妇可以采取自己感觉舒适的体位待产,如站立、跪着、手膝位等缓解疼痛。产妇也可以用按摩、热敷等方法促进舒适。

145 宫缩时腰痛的产妇利用什么姿势能减轻疼痛?

助产人员会建议宫缩时有腰痛的产妇跪在产床或垫子上,用手支撑着身体,这样可以缓解腰痛,不宫缩时产妇还可以将腰拱起,放下,来回重复此动作,可以减轻腰痛。

146.分娩疼痛会使产妇失控吗?

不会,产妇要做好充分的思想准备,还有,一定要明确分娩疼痛是生理性的,与其他疾病的造成的疼痛不同,疼痛的目的是通过子宫收缩促进胎儿娩出体外,如果产妇能这样想,分娩的疼痛就没有那么可怕了。

147.产妇大喊大叫是不是能减轻疼痛？

不建议产妇在待产和分娩时大喊大叫，一是不能达到镇痛的目的，还会使产妇的体力白白消耗许多，这样不利于产程进展。另外，在产房分娩时可能还有其他产妇，也会造成她们的恐惧和紧张。

148.分娩时产妇会像电影、电视剧中演的那样痛苦吗？

在影视剧中对于产妇分娩都做了艺术夸张，编导通过演员分娩时的痛苦表现，告诉观众妇女分娩的不易。在实际的产程中，产妇通过了解分娩的过程，做好充分的思想准备，以及医护人员提供的产时镇痛措施及人性化服务，可以提高产妇产程的舒适体验。

149.产妇如何利用暗示加速产程进展？如何利用想象加速产程和减轻疼痛？

产妇每次宫缩时可以暗示自己宫口正在开大、胎儿正在通过产道等，让自己的注意力集中，能够促进产程进展。每次宫缩时产妇可以说出来，也可以在心里默默重复。

产妇在待产过程中要经常想美好的事物来使自己愉悦，如想象自己每次宫缩，子宫壁就像自己的手臂一样拥抱婴儿，每一次宫缩就是一次拥抱，每次拥抱表达了一次自己对婴儿的爱，无数次拥抱就看到婴儿了。

150.产妇待产时，如何让自己注意力集中？

产妇可以将注意力集中在自己的呼吸上，注意自己的呼气和

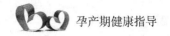

吸气动作，而不去想其他任何事情，宫缩间歇放松全身自然呼吸，宫缩的时候想着自己的呼吸动作，如此重复，很快就可以进入状态，就会分散对疼痛的注意力。

151.感觉疼痛时，产妇可以低声呻吟吗？

每当有宫缩时，产妇可以通过低声呻吟或叹气起到宣泄自己情绪的作用，而且对情绪及体力都没有影响。但要注意不要长时间张口呼吸，以免加重肠胀气，影响宫缩。

152.产妇感觉什么样的疼痛是异常？

如果宫缩持续时间过长，如持续 60 秒以上或更长时间；还有因胎位不正产程进展缓慢，宫缩有时非常频繁，可能预示着异常情况。

153.应用"无痛分娩"对母婴是否安全？

"无痛分娩"采用的是硬膜外麻醉，这种麻醉方法总体来说是安全的。但产妇可能会发生腰痛、头痛或下肢感觉异常，低血压及影响子宫收缩从而影响产程进展，延长产程。新生儿可能会发生呼吸抑制或行为异常，包括不愿意吃奶、肌无力、嗜睡和低体温等。

154.使用硬膜外麻醉镇痛需要申请吗？

硬膜外麻醉是将麻醉药物注射到椎管中，有一定的风险，需要专业技术人员实施，因此需要申请。实施硬膜外麻醉之前由麻醉师对产妇情况进行评估，符合条件后，麻醉医师会与产妇及其家属进行相关风险的告知，产妇同意后在知情同意书上签字，麻醉师才能为产妇实施硬膜外麻醉。

155.什么时候使用硬膜外麻醉合适？

建议高危妊娠产妇产程进入活跃期（宫口扩张 3cm 以上）时使用，因为，使用硬膜外麻醉越早，对产程的影响程度越大。对于使用硬膜外麻醉者最好在宫口扩张 8～9cm 时停止继续给药，以免影响产妇向下屏气用力及对胎儿产生影响。

156."无痛分娩"会影响宫缩吗？

有可能，硬膜外麻醉分娩镇痛对宫缩的影响各不相同。一般局部麻醉药浓度高、用药时间长时可对宫缩有一定影响，所以在镇痛过程中辅以一定量的催产素，可以起到增强宫缩的作用。

157."无痛分娩"时产妇怎么配合？

在实施分娩镇痛时，要进行麻醉，需要产妇侧卧位，低头抱腿，弓出后背，便于麻醉医生寻找麻醉穿刺部位。麻醉科医生在进行穿刺的过程中产妇会有宫缩出现，但是身体不能动，告知医生暂停操作，宫缩过后再继续。产妇后背要顶住医生的手不要躲避，避免出现意外。穿刺完毕后，根据麻醉科医生的指令产妇要平躺 10 分钟后才可以活动身体，但不要摩擦后背的麻醉管，以免脱落。

158.哪些产妇适合使用无痛分娩？

正常妊娠情况下，产妇和胎儿都能耐受分娩的疼痛，由于药物镇痛对母婴存在不同程度的影响，因此正常产妇使用非药物镇痛比较适宜，不主张使用药物镇痛；如果妊娠期间孕妇就有合并症或并发症，如高血压、心脏病等高危因素时，由于疼痛可以使产妇的病情加重，这些高危产妇分娩时使用药物镇痛对于控制病

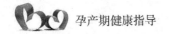

情发展、促进自然分娩是有益的。

159.无痛分娩对母婴有哪些影响？

无痛分娩一般指使用硬膜外麻醉镇痛。尽管硬膜外麻醉镇痛目前被认为是最有效的镇痛方法，但使用过程中对母婴还会产生一些影响。

对产妇来说，麻醉过程有损伤血管、神经和引起感染出血的可能；增加胎儿枕位异常的风险而使产程变慢，增加手术助产的可能性，增加因胎心异常而行剖宫产的概率；麻醉镇痛后限制了产妇的活动和饮食，减缓了第二产程产妇向下用力的愿望，使第二产程延长。由于麻醉药物可以通过胎盘到达胎儿体内，对胎儿和婴儿也会产生影响。胎心率异常概率增加；可抑制胎儿呼吸中枢；干扰婴儿吸吮母乳的过程等。

160.药物镇痛产生的副作用有哪些？

全身镇痛虽然使用的镇痛药物不同，但常规剂量的药物也会导致母体出现副作用，如恶心、呕吐、皮肤瘙痒、胃肠道蠕动减慢、呼吸和反射抑制等。

161.椎管内镇痛的并发症有哪些？

实施椎管内分娩镇痛的并发症包括镇痛期间严重的低血压、局部麻醉药中毒、神经损伤、出血、全脊椎麻醉及硬脊膜穿破后头痛、感染、硬膜外血肿、背痛、体温升高等。

第**6**章

产褥期护理

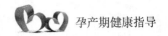
第一节　产褥期生理变化

1.产褥期有多长时间？

医学上将产后的一段时间称为产褥期，指产妇在胎盘娩出至产妇全身各器官除乳腺外恢复或接近妊娠前状态，大概需要 6 周的时间，也就是产后 42 日。我国有产妇"坐月子"的习俗，一般是产后 1 个月，但此时产妇的各器官还没有完全恢复，产妇仍要注意劳逸结合，不要提重物和做长期下蹲动作，防止子宫脱垂。

2.产妇为什么要"坐月子"？

这是中国的传统习俗，产妇分娩过程消耗大量能量，造成体能下降，各个器官需要一段时间的恢复，如胎盘剥离时在子宫壁留下创面、会阴部的撕裂伤或剖宫产的手术伤口等愈合，都需要进行一段时间的休养。"坐月子"可使产妇、婴儿得到照顾，子宫很好复旧，伤口得以复原，全身各器官及体力恢复。产妇适应新的家庭生活，通过很好的身心休养及适度的运动、合理的饮食搭配，可使产妇得到有效的身心调整。

3.产后子宫需要多长时间恢复正常？

妊娠子宫自胎盘娩出后逐渐缩小，恢复至未孕状态的过程称为子宫复旧，需要6～8周时间。胎盘娩出后，子宫底高度在平脐或脐下 1 指处，用手触摸腹部会触及圆而硬的子宫，从产后第 2 日开始，子宫底每日下降 1～2cm，至产后 10 日子宫入骨盆腔内，在腹部不能触及。产后 6 周左右恢复到孕前大小。子宫复旧与产妇的年龄、分娩次数、全身健康状况、产程长短、分娩方式及是否哺乳有一定关系。如果子宫内有残留的胎盘、胎膜组织或产后子宫收缩不良，都会影响子宫复旧。

4.产后按摩腹部对子宫恢复有作用吗？

当胎儿及胎盘从子宫娩出后，子宫开始收缩，轮廓清楚，可在平脐或脐下 1 指左右触及圆而硬的子宫底，这说明目前子宫收缩良好。如果子宫底高于脐上或子宫轮廓不清楚，医务人员会给予产妇一些药物，并配合按摩子宫，促进子宫收缩，减少产后出血。在分娩后一段时间内医务人员会定时观察子宫收缩情况，如果子宫收缩不好，阴道出血多，医务人员会为产妇进行子宫按摩或指导产妇自己按摩子宫。

5.分娩后为什么还会"肚子痛"？

产后还存在子宫收缩疼痛是正常的。子宫呈强直性收缩，产后 1～2 日出现，持续 2～3 日自然消失。特别是在哺乳时，新生儿吸吮乳房会刺激产妇体内产生催产素引起子宫收缩。初产妇的子宫肌纤维紧密，子宫易复原，收缩不强烈，疼痛感不明显；经产妇子宫及纤维松弛，收缩较剧烈，疼痛时间相对较长。

6.恶露是什么？产褥期恶露有腥臭味正常吗？

产后随着子宫蜕膜脱落，含有血液及坏死蜕膜组织等分泌物经阴道排出形成恶露。根据其颜色及内容物分为血性恶露、浆液性恶露、白色恶露。正常恶露有血腥味，但无臭味，一般血性恶露持续约 1 周，以后逐渐转变成浆液性，约 2 周后转为白色恶露，白色恶露可持续 2～3 周。共持续 4～6 周，总量为 250～500ml，持续时间及排出量个体差异较大。如果出血时间长，恶露有异味，应及时到医院就诊。

正常恶露会有血腥味，子宫复旧不良时，恶露会出现腥臭味并伴有腹部压痛，甚至产妇出现发热等。如出现此类现象可能发生了感染情况，要及时就医。

7.产后是否要喝生化汤？

生化汤有活血化瘀、温经止痛的作用。生化汤为中药方剂，需在中医医生的指导下针对产妇不同的体质和症状服用，而不要擅自买生化汤来熬服。其实产后促进子宫收缩、恶露排出的药物有很多，有冲剂、胶囊等多种类型，服用非常方便。分娩后产科医生会根据产妇子宫收缩、出血等的情况，给予适当的药物，所以建议还是在医生医嘱指导下服用此类药物。

8.产褥期出现了子宫大量出血怎么办？

在产褥期内发生的子宫大量出血，出血量超过 500ml 为产后晚期出血。产后 1~2 周发病最常见，也有产后 6 周出现出血情况的。其多表现为产后恶露不净，有臭味，反复或突然阴道大出血。如产妇既往有多次人工流产史、胎盘粘连史、产后出血史，或分娩时有产程延长、急产、双胎、难产等应提高警惕。产褥期产妇阴道出血多于月经量的时候应及时就医。

9.产妇分娩时发生了大出血对身体有什么影响？

分娩过程失血过多，会造成产妇贫血。产后发生贫血会导致全身乏力、身体虚弱、头晕、烦躁或抑郁、昏昏欲睡、低热等症状。轻度贫血可以通过饮食加以改善，平时应多吃一些含铁及叶酸较多的食物，如鱼、虾、蛋及绿叶蔬菜、谷类等；重度贫血除了注意改善饮食外，还需根据医生建议服用一些补血、补铁的药物。在服用铁剂时，可配合果汁服用，有助于铁剂吸收。

10.分娩后的前 2 日没有食欲正常吗？

分娩时产妇体能消耗及体液大量流失，产妇胃液中盐酸分泌减少，食欲减退，所以在产后的前几日要为产妇多准备一些营养丰富的粥类、汤类等流质半流质饮食。

11.产后腹部皮肤松弛能恢复吗？

产妇分娩后腹壁仍处于松弛状态是因为孕期腹部皮肤组织为适应子宫增大而被拉长，受子宫增大影响，皮肤部分弹性纤维断裂，出现妊娠纹。腹壁紧张度需在产后 6～8 周恢复，也可以通过母乳喂养配合做产后保健操消耗妊娠期增加的体重，加快体形恢复。

12.妊娠纹会消退吗？

多数初产妇在妊娠期间随着子宫的增大，腹部皮肤张力加大，皮肤弹性纤维断裂而出现妊娠纹，颜色为紫色或淡红色，产后会慢慢变成银白色的陈旧妊娠纹。在产后多食富含维生素 C、维生素 E 及必需氨基酸的食物，可促进皮肤组织的再生功能，也可以继续涂滋润紧肤油，收紧皮肤，并促进皮肤新陈代谢，加速细胞的修复。妊娠纹可有所改善，但一般不会消失。

13.产妇经常出汗是身体虚弱吗？

产褥期早期产妇会产生大量产褥汗，是因为产妇新陈代谢旺盛，排出大量汗液，尤以夜间睡眠和初醒时明显，大约 1 周可自行好转，不属病态。产妇应勤洗澡、擦汗，更换干燥的衣服，注

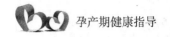

意清洁和避免着凉。

14.产褥期出现短暂的体温升高，是感染了吗？

产褥期出现发热的原因有很多，有些是感染造成，如尿路感染、乳汁淤积、乳腺发炎、伤口感染等，需要进行检查治疗。但有些产妇在产后 24 小时内体温升高，一般不超过 38℃，可能是与产程中过度疲劳、产程较长或脱水有关，经过充分休息及食物、液体的补充很快会恢复正常，因此不是感染。

15.产褥期早期产妇为什么起床时会经常头晕？

在分娩后最初几日内，产妇起床时经常会有头晕的现象，这是产妇分娩造成的身体疲劳还未完全恢复，长时间卧床休息，在起床时体位改变，脑部一过性供血不足引起的。产妇在起床时应有一个适应过程，如先在床上坐起，无不适感觉后再下床站立。在第一次下床时最好有其他人搀扶或保护。

16.产后下肢静脉血栓有什么表现及如何预防？

产后下肢静脉血栓主要表现为不同程度下肢疼痛，肿胀，皮肤苍白，皮温低，活动后加重。预防下肢静脉血栓的方法为产妇在分娩后要尽早下床活动，避免腹胀，多食新鲜蔬菜和水果，保持大小便通畅，避免穿紧身衣物造成血液回流受阻。

17.分娩后体重能减轻吗？

分娩后由于胎儿、胎盘的娩出，羊水流出及产时失血，产妇体重减轻大约 6kg。1 周后随着子宫复旧、恶露、汗液及尿液的大量排出，产妇体重还可减轻 4kg 左右。

第二节　有关产后排尿问题

18. 为什么产后首次排尿容易出现晕厥？

产妇由于产时体能消耗大、进食少、疲倦及长时间处于卧位等原因，在产后起床时体位改变，使回心血量锐减造成脑供血不足而发生晕厥；产时胎头压迫膀胱过久，膀胱过度充盈，排尿后腹压骤降，血液积聚于腹部，回心血量减少而产生晕厥。排尿性晕厥常在产妇初次起床排尿时出现，多表现为一过性意识不清、面色苍白、出冷汗和脉搏快，血压多无明显改变。

19. 产妇分娩后为什么易发生尿潴留？如何避免发生产后尿潴留？

产妇分娩后肌张力降低、会阴伤口疼痛刺激、不习惯卧床排尿等原因，造成产妇排尿困难，容易发生尿潴留。妊娠期体内潴留大量的水分在产褥期早期主要由肾脏排出，故产后1周内尿量增多。分娩后，产妇应注意饮水，在产后6小时内排尿。产妇排尿后，要注意膀胱内有无残余尿。即排尿后立即在耻骨上方稍稍用力压小腹部，体会一下是否还有尿意。如果仍有尿意，说明有残余尿，可采取诱导排尿的方法直到恢复正常排尿为止。

产妇阴道分娩后或剖宫产术后拔除尿管6小时内，应多喝温开水，尽早自行排尿，每3~4小时排尿1次，避免膀胱充盈过度，而致排尿困难。一般而言，产后4~8小时产妇都会恢复其排尿的能力，如不能自行排尿，可采取辅助措施，如热敷腹部、排尿时听流水声、温水冲洗会阴、排尿时按摩腹部，这些措施均无

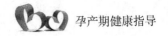

效时，需行导尿术。

20.产后如何预防尿失禁？

产后尿失禁为产后不能控制排尿而尿液不自主流出，是妊娠与阴道分娩损伤造成盆底组织松弛引起。预防尿失禁需在产后避免过早负重和使用腹压，应做产后保健操，进行盆底肌运动及腹肌运动促进盆底组织的修复。必要时也可以进行盆底肌的治疗。

21.产后尿路感染有哪些表现？如何护理？

尿路感染多发生在产后 2～3 日，表现为尿频、尿急、尿痛、排尿困难及下腹部胀痛，产妇还可出现低热等症状。出现尿路感染时除及时就医外，产妇还应卧床休息，摄取营养丰富、易消化的食物，多饮水，达到冲洗膀胱的作用。同时产妇还要养成定时排尿习惯，每 3～4 小时排空膀胱 1 次，避免膀胱过度充盈，利于恢复正常排尿功能。另外还要穿棉质内裤，保持会阴部清洁干燥。

22.产后尿频正常吗？

妊娠期体内潴留的大量水分主要经肾排出，所以产后 1 周内尿量会增多；分娩后由于胎盘排出，子宫缩小，大量血液进入体循环，尿量增多；胎盘激素的突然撤退，醛固酮及皮质醇量减少，体内抗利尿激素减少，组织间液的回吸收增加，使循环血容量上升，产后尿量增加。在最初几日里，24 小时可排尿 2000～3000ml，其可起到稳定母体内环境减轻心脏负担的作用。

23.产妇每次大便、小便后需要冲洗会阴吗？

产妇在住院期间，每日冲洗会阴 2 次。出院后也要注意保持会阴清洁，每日用温开水清洗会阴。小便后不必冲洗，但要更换清洁卫生巾。大便后注意从前向后擦拭，因肛门距会阴近，为避免污染会阴部需用温水清洗。有会阴侧切伤口者同时观察伤口周围有无渗血、血肿、红肿、硬结、分泌物，如有伤口感染，及时复诊。

第三节　产褥期会阴部护理

24.产妇使用什么冲洗液洗外阴比较好?

产妇不宜长期使用高锰酸钾等药液冲洗外阴，因长期使用会使人体有益的细菌被杀死，改变了外阴、阴道的酸性环境，反而使其他可以致病的细菌"乘虚而入"，在阴道内生长繁殖，引发各种妇科疾病。因此，如无特殊情况，每日使用温开水冲洗外阴即可。

25.产后如何护理侧切伤口?

会阴侧切伤口因为离尿道、肛门比较近，以及产后恶露较多，所以伤口感染概率较大。另外个人卫生情况及自身抵抗能力等也是影响伤口愈合的因素。预防侧切伤口感染的注意事项：保持会阴部清洁干燥，每日用温开水冲洗 2 次，大便后由前向后擦拭，建议擦拭后再冲洗会阴部。侧切伤口未拆线前宜选用右侧卧位，避免恶露流入伤口，影响愈合。勤换内衣裤、卫生护垫，保持会阴部干燥；选择高蛋白饮食，促进伤口愈合。多吃纤维素含量高的食物，以防便秘。发生便秘时，可用开塞露润滑缓解。尤其是拆线后前 2～3 日，避免做下蹲、用力动作；如果发现伤口红肿或挤压针眼流脓甚至裂开及时就医。

26.如何缓解会阴伤口疼痛？

在分娩后的 2~3 日，产妇会感到不论坐着或站着会阴伤口都会痛，尤其是坐在硬面的椅子上，所以坐位时可以选择材质较软的椅面，以减轻会阴部的压力。切口局部肿痛时也可用硫酸镁湿热敷，或用烤灯理疗以加快愈合速度。

27.会阴伤口什么时候可以愈合？

阴道分娩的产妇会阴会有不同程度的裂伤或会阴侧切，其愈合的时间也不同。如果是会阴侧切伤口，黏膜、肌肉组织层缝合肠线经 30~40 日吸收，皮肤层的缝线在产后 3~4 日拆除。出院后如会阴伤口出现脓液渗出或周围红肿甚至裂开，需及时就医。

28.大便时侧切伤口会裂开吗？

有会阴侧切的产妇应保持大便通畅，大便时最好采用坐式马桶，避免蹲的时间长而致会阴伤口疼痛。正常情况下，会阴伤口在拆线前会有水肿、疼痛等不适感，2~3 周后才会完全恢复正常感觉，大便时伤口不会裂开。为预防大便干燥，平时要多食含维生素 A、维生素 C、维生素 E 和纤维素的食物（如蔬菜、水果），饮食要清淡，少吃甜食和油腻食物，少吃辛辣食物，每日适当运动，促进肠蠕动，保持大便通畅。当出现大便干燥时，可用开塞露进行缓解。

29.产后为什么容易加重痔疮？

产妇发生痔疮的原因较多。在孕期由于胎儿逐渐生长发育，子宫不断增大，向下压迫盆腔，影响了血液的回流，造成肛门周围组织水肿，从而出现肛裂和痔疮。分娩时盆腔充血加重，胎儿头部下降及娩出时肛门部位的血管组织充血水肿，用力屏气，使用腹压，加重肛周压力，也促使痔疮加重。另外，如分娩后活动量小，以卧床休息为主，会使肠蠕动减慢，在饮食上又是大量进补，蛋白质摄入过多，而蔬菜、水果摄入很少，大便干燥，产妇痔疮会加重。

30.如何缓解产后痔疮疼痛？

要预防痔疮，产后就要多喝水，早活动，增加肠道水分，增强肠道蠕动，预防便秘。同时少食辛辣、精细食物，多食粗纤维食物。每餐搭配芹菜、白菜等纤维素较多的食品，这样消化后的残渣较多，大便易排出。还要保持局部清洁卫生，勤换内裤、勤洗浴，保持会阴、肛门清洁，避免恶露刺激。产后要尽快恢复产前的排便习惯。产后 3 日内一定要排便 1 次，以防便秘；如大便干燥建议用开塞露软化粪便，以免撕伤肛门皮肤而发生肛裂等。

第四节　产褥期饮食、休息、睡眠、活动

31.夏天"坐月子"能使用空调、电扇吗？

产妇夏天"坐月子"如不采取降室温的措施，室内温度过高会使人体内部的热量无法排出，产妇和婴儿都会不舒服，容易造成产妇中暑，不利于产后恢复，所以可以使用空调调节室温。在使用空调时，室内温度保持在 22～24℃为宜。注意无论使用空调还是风扇，不要直接吹到产妇和婴儿身上。每日还要保证室内通风 2 次，每次 20 分钟。

32. "月子"里可以看电视、使用电脑吗?

"坐月子"期间产妇除了每日喂养婴儿、合理饮食和休息外,也可以适当看电视、上网、听音乐,或和其他新妈妈们聊天,交流育儿经验,放松紧张情绪。这样可以保证分泌充足的乳汁、更好地进行母乳喂养、对预防产后抑郁症有很好的帮助。 但是产妇"月子"中长时间上网、看电视,会使双眼疲劳,眼部肌肉处于紧张状态,调节过度就会出现头痛、胸闷、恶心、眼睛胀痛、畏光等眼病。所以产妇看电视时注意距离不要太近,声音不要太大,适当控制看电视的时间,使眼睛得到充分的休息。

33. "坐月子"期间可以洗澡吗?

产妇产后要排除体内较多的液体,会大量出汗,称为"褥汗"。母乳喂养乳房溢奶,阴道恶露排出,使产妇感觉不舒适,所以为保持个人卫生可以洗澡。正常自然分娩的产妇,根据身体恢复情况产后分娩 24 小时后即可洗澡;剖宫产术后根据个人体质恢复情况,一般 1 周左右可以洗澡。产妇应当洗淋浴,因宫口未闭合,产后 1 个月内禁止盆浴,水温 39~41℃,室温最好 26℃。浴后迅速用毛巾擦干,穿上清洁干燥的衣服,防止受凉。

34. "坐月子"期间可以刷牙吗?

产妇"坐月子"期间不能刷牙是一个错误的旧习俗。在"坐月子"期间产妇就餐次数增加,食物残渣留在牙缝中,发酵变酸就会侵蚀牙釉质,腐蚀牙本质,形成龋齿,也会引发牙髓炎、牙周炎等牙科疾病。产妇应养成早上起床后和晚上入睡前刷牙的习惯。牙刷应选用小头、软毛、刷柄长短适宜的保健牙刷。刷牙方法:选用细软毛牙刷用温水刷牙,刷牙要用竖刷法,即上牙从上往下刷，下牙从下往上刷；咬合面上下来回刷，而且对咬合面要用刷毛旋转着刷，刷到牙齿的每个面，保证牙齿彻底清洁；平时吃完食物后要用温水或漱口液漱口。

35.产后为什么脱发？

产后脱发是一种生理现象，与产妇的体内激素变化、精神因素及生活方式有一定的关系，一般在产后半年左右就自行好转。

注意在清洗头发的时候，可以用指腹轻轻地按摩头皮，以促进头发的生长及脑部的血液循环。每日经常用木梳梳头也是一种不错的按摩方式。头发最重要的营养来源就是蛋白质。产妇在饮食上，除应注意均衡摄取外，还应该多补充一些富含蛋白质的食物，如牛奶、鸡蛋、鱼、瘦肉、核桃、葵花籽、芝麻、紫米等。同时要保持心情舒畅，适当的锻炼也可以防止产后脱发的发生。

36.母婴休养的适宜室温是多少？

一般母婴居室温度在 22～24℃，湿度在 50%～60%适宜。开窗通风可保持空气新鲜，每日上下午各通风 1 次，20 分钟左右。如在冬季也要保证室内的通风，可先将产妇和婴儿转移到另一个房间。通风换气后，待房间恢复到适宜温度后，再让产妇和婴儿回来。产后休养的房间要有充足的阳光，不仅可使产妇心情舒畅，还有利于观察婴儿的一些变化。

37."坐月子"时产妇怕受风，一定要"捂"吗？

产妇"坐月子"怕受风是旧习俗，如产妇捂得太厉害，再加上关闭门窗，包头盖被使居室和身体小环境均处于高温、高湿状态，影响产妇出汗散热，当出现口渴、多汗、心悸、恶心、胸闷、四肢无力等症状很可能就是产妇中暑的先兆，要采取降温措施，如处理无效则及时就医。因此产妇衣服要选择棉制的，既保暖又透气吸汗，夏季产妇房间可以适当开空调或吹风扇，把房间温度降下来，注意不要对着产妇吹。空气流通是散热、降低环境温度的最好方法。

38.产后穿着注意哪些？

在分娩后产妇在选择鞋子时须注意要宽松保暖，鞋底要软且防滑，这样活动后不容易累，也不容易滑倒；冬季时一定要选择带后跟的拖鞋，注意足部的保暖。防止夜间休息时脚部受凉可穿袜子，居家服要选择纯棉、宽松、透气、吸汗的，因为产后多汗，所以衣物要勤洗、勤换，多准备一些内衣、内裤和贴身的衣物，感觉不舒服时更换。根据天气，要适当增减衣物，衣物洗净后最好放在太阳下暴晒消毒。

39.产妇可以吃水果吗？

我国不少地方民间流传妇女产后不能吃生冷食物的习俗，蔬菜、水果首当其冲。实际上产妇可以适当吃些水果。新鲜蔬菜、水果含有多种维生素、矿物质、膳食纤维、果胶、有机酸等成分，可增加食欲，增加肠蠕动，预防便秘，增加乳汁分泌，是产妇不可缺少的食物。因此产褥期要重视蔬菜、水果的摄入，每日应保证300～500g蔬菜，200～400g水果。

从中医角度来讲，水果分为寒凉性、甘平性和温热性三类。

寒凉性：柑、橘、香蕉、梨、柿子、西瓜等。

甘平性：苹果、李子、椰子、梅、枇杷、山楂等。

温热性：枣、桃子、栗子、杏、桂圆、荔枝、葡萄、樱桃、石榴、菠萝等。

所以在产后的最初几日不要吃太多梨、西瓜等偏寒凉性的水果，其会引起脾胃虚弱。在饭后或两餐间吃水果，不会增加消化道的负担。如果是刚从冰箱拿出来的水果，可以放在室温下温度恢复后再吃。水果要彻底清洗干净或去皮后再吃。

40."坐月子"期间产妇是否要忌食生冷食物？

产妇"坐月子"期间可食用些温补食物。如进食生冷或寒凉食物，则容易导致脾胃消化吸收功能出现障碍，建议除不要吃雪糕、冰淇淋、冰冻饮料外，冰箱内刚取出的食物也不要立即食用。

41.产妇每日除三顿正餐外，需要加餐吗？

产妇每日除三顿正餐外，建议在早餐与午餐之间、午餐与晚餐之间、夜间临睡前，增加三顿加餐，保证为乳汁分泌及母体消耗提供能量。但要注意每餐不要过饱，因胃肠功能较弱，过饱会妨碍其消化功能。另外还要注意饮食摄入均衡，选择优质蛋白质如鱼、禽、蛋、瘦肉、豆浆、豆制品等，保证钙、铁、碘的足够摄入。选择新鲜的蔬菜和水果，补充维生素。但在"月子"中，产妇经常会为了产奶，吃大量的高脂肪、高蛋白质食品，使摄入的营养量大大超过需要量，而极少的体力活动又使能量消耗大为降低，会增加体内脂肪的蓄积。

42.产褥期为了增加泌乳量多吃鱼禽蛋肉好不好？

按照我国传统，很重视"坐月子"时的食补，产妇要吃掉很多禽、蛋、鱼和肉类等动物性食物。摄入过多的动物性食物，使绝大多数产妇的蛋白质和脂肪摄入过量，加重其消化系统和肾脏负担，同时也降低产妇对谷类、蔬菜、水果等其他食物的摄入量，使维生素、矿物质、纤维素的摄入量减少，导致营养不均衡。并且过多摄入动物性食物也是造成肥胖的原因。因此产褥期食物应均衡多样，过多的摄取动物性食物不能增加泌乳量，产奶的最好方法是让婴儿频繁吸吮妈妈的乳房。

43.哺乳期妇女每日应摄入多少蛋白质合适？

乳母的蛋白质营养状况与泌乳的关系很大，营养状况良好的乳母，每日泌乳量在 800ml 以上，供给乳母足量、优质的蛋白质非常重要。乳母每日应增加蛋白质 20g，达到每日 85g，并保证优质蛋白质的供给。鱼、禽、蛋、瘦肉、大豆类食物是优质蛋白质的最好来源，提供 20g 优质蛋白质的食物及其重量如表 6-1 所示。

表 6-1　提供 20g 优质蛋白质的食物及其重量

名称	重量（g）	名称	重量（g）
鸡蛋	150	鸡	100
鸭蛋	159	鸭	130
鹌鹑蛋	156	牛乳	667
猪肉（瘦）	100	牛乳粉	100
猪肝	104	黄豆	57
鱼	110	豆腐	250
虾	110	素鸡	121

44.产后要喝多长时间红糖水？

红糖中含有大量钙、铁、核黄素、烟酸及锰、锌等矿物质，具有补中益气、健脾胃、暖胃、活血化瘀的功效。红糖水是产后最传统、实用的饮品。产妇产后失血，体力和能量消耗较大，气血都有一定损伤，喝红糖水有利于子宫收缩、复旧和恶露的排出，也有镇痛作用。但服用红糖水的时间不宜太长，否则会造成恶露增多，导致慢性失血性贫血。

45. 产后便秘怎么办？饮食上应该注意什么？

自然分娩过程耗时较长，从几小时到十几个小时，由于不断阵痛产妇的食欲受到影响，不能正常进食，产后体质虚弱，胃肠功能减退，加之卧床时间长，活动减少，容易产生便秘；剖宫产的产妇术前 12 小时需要禁食水，手术当日及术后第 1 日如未排气仍需禁食，胃肠空虚时间较长，胃肠受到手术激惹，恢复功能需一定时间，也是造成便秘的原因。产后尽早下床活动，做适量的运动是预防便秘的好方法。饮食上应注意在产后的最初几日吃易消化、清淡饮食，随着体力的恢复饮食要注意荤素搭配，少食多餐，三顿正餐及两顿加餐，注意蔬菜、水果、膳食纤维的摄入。

46. 产后一定要多吃鸡蛋吗？

鸡蛋中不仅蛋白质、氨基酸、卵磷脂、矿物质含量高，胆固醇含量也很高，所以不宜多吃，产妇每日吃 1～2 个鸡蛋就可以了。

47. 产褥期增加营养的目的是什么？

产褥期增加营养的目的是补偿妊娠和分娩时的消耗；促进产后组织修复和各器官恢复至未孕状态；改善机体营养状况，提高机体抵抗力，预防产褥期的各种并发症；提供乳汁分泌所需营养素。

48. 产褥期饮食注意哪些？

产褥期饮食的注意事项：富有营养、易于消化、少食多餐、粗细夹杂、荤素搭配、多样变化。产妇所需要的热量较高，热能和各种营养素都来自食物。因此产褥期通过饮食补充充足热量、优质蛋白质、丰富的矿物质和维生素及充足的水分；在食物的数量上要适当；注意烹饪方式，应以炖、煮、炒为主，少用油煎、油炸；品种多样，注意粗细搭配；多食新鲜蔬菜、水果，以补充多种维生素和矿物质；食物要松软、可口，易消化、吸收，少食多餐，饮适量汤类食物，利于哺乳。建议产妇食用营养丰富而容易消化的食物。

49.产褥期产妇还需要继续补钙吗？

产妇在哺乳期依然是钙需要量最大的阶段（孕期 1000～1200mg/d，哺乳期 1200mg/d）。产妇主要从食物中摄取钙、磷、维生素 D 和蛋白质等营养素，建议每日饮奶至少 250ml，以补充约 300mg 的优质钙。含钙高的食物有强化维生素 A 和维生素 D 的奶制品、大豆制品、坚果、海带、菇类、蔬菜、海产品、耐咀嚼的粗粮主食等。

50.产妇"坐月子"喝汤时，汤中的肉还吃吗？

按照我国传统习俗，由于产妇分娩后精力、营养与体力都有较大损失，人们常用鱼汤、鸡汤、鸡蛋等营养丰富的饮食给产妇补充营养。很多产妇在喝汤时从不吃肉，其实鸡肉、鱼肉等肉类中还存在大量营养物质。只喝汤不吃肉，只能吸收从肉类流失到水中的脂肪及少部分可溶于油脂的脂溶性维生素，这样不但不会吸收足够的营养物质，还可能造成油脂摄入过多，不仅增加产妇肥胖，也容易使分泌的乳汁过于油腻，造成婴儿肠胃无法适应油腻的乳汁而出现腹泻、呕吐等现象。

51.产妇饮食是否要限制盐？

产妇分娩后不要过分限制食盐的摄入。产褥期由于出汗较多，汗腺分泌旺盛，体内的钠盐很容易随着汗水流失。因此，适量摄入盐分有助于产后体力的恢复。夏季流汗多，每日食盐用量在 6～8g，寒冷的秋冬则不宜超过 6g。但要避免食用过咸的食物，过咸食物易使产妇发生水肿、高血压。

52.产褥期产妇应如何休息？

分娩后产妇哺乳较频繁，婴儿生活没有形成规律，产妇白天、夜晚都要哺乳，同时又要照顾婴儿，所以产妇的睡眠往往被婴儿不规律的生活干扰，想睡觉时婴儿也许正在哭闹，而当婴儿睡着以后，反而没了睡意，导致睡眠质量变差。产妇一定要学会与婴儿同步休息，即婴儿睡，产妇就要一起睡，保证 24 小时累计睡眠达 8～10 小时，睡眠充足，精力充沛。

53.产妇"坐月子"期间可以下床活动吗？

"坐月子"不是躺在床上一动不动地待 1 个月，而是卧床休息与适当的活动锻炼相结合。产后活动量要根据个人恢复情况、有无严重合并症及产后出血量情况而定。一般情况下经阴道分娩后 12 小时，剖宫产术后 24 小时，经过充分休息及体力恢复后可下床活动。活动量也是有个体差异的，应循序渐进，以活动后不引起头晕、目眩、心悸为宜。"月子"期间产妇可参与婴儿的生活护理及一些轻微家务劳动，避免过度劳累和增加腹压的动作，如拎过重物品、长时间下蹲等。

54.产褥期可以减肥吗？

大多数妇女生育后，体重都会较孕前有不同程度的增加。有的妇女分娩后体重居高不下，导致生育性肥胖。产后减掉孕期增加的体重是每个产妇都十分关注的。但在产褥期产妇不要过于着急减肥。应注意饮食以低脂肪、高蛋白食物为主，如去皮鸡肉、牛肉、猪瘦肉、鱼类等。选择适宜的运动及做产后健身操，这样可促使产妇机体复原，保持健康体型，很好地瘦身。如果坚持母乳喂养，体型恢复会更快。

55.如何预防产后足跟痛？

产后足跟痛，是足跟部周围疼痛性疾病的总称。其多是由足跟的骨质、关节、滑囊、筋膜等处病变引起的疾病。本病表现为足跟一侧或两侧疼痛，造成行走不便。产妇应注意足部保暖，选择厚底鞋，足跟部应用软垫，如硅胶制成的跟痛垫。产妇还可以进行足部按摩，或进行功能锻炼。

56.为什么一些产妇会出现腰背痛、关节痛？

怀孕、分娩造成骨关节略有变化，肌肉韧带拉长，弹性下降。产后休息不当，身体过于疲劳，或经常久站、久蹲、久坐和束腰过紧，不正确的托抱婴儿等姿势都可导致腰肌劳损，使妊娠时松弛了的骶髂韧带不能恢复，引起肌肉、韧带、结缔组织劳损，而引发疼痛。另外哺乳期，钙流失严重也容易引起腰背痛、关节痛。

57.如何预防产后腰背疼痛？

预防腰背痛的方法是要让腰背肌肉得到适当的休息，因为肌肉在疼痛时会释放出一种疼痛物质继续刺激四周组织，引起血管及肌肉的收缩，造成新的疼痛。在休息时可采用仰卧平躺姿势，可以使脊椎四周支撑身体直立的肌肉减少负担，而得到放松；在哺乳及护理婴儿时也要注意采取正确的姿势；饮食上多进食牛奶、胡萝卜等富含维生素 C、维生素 D 和 B 族维生素食物，避免骨质疏松而引起腰痛。如疼痛已影响日常生活则需要及时就医进行康复治疗。

58.产后如何预防子宫脱垂？

产褥期如产妇参加重体力劳动或蹲姿劳动会使腹压增高，将子宫推向阴道而发生脱垂。因为这时产妇身体的各器官除乳腺外，还没有恢复到孕前状态。产妇预防子宫脱垂应在产褥期注意劳逸结合，不做重体力劳动，不提重物，不久坐、久站、久蹲，避免大便干燥、咳嗽等长期增高腹压的动作。

59.产后康复锻炼的作用有哪些？

产后康复锻炼有利于产妇体力恢复、排尿及排便，可以避免或减少静脉血栓的发生，有利于腹壁、盆底肌及腹肌张力恢复，防止尿失禁、直肠膨出及子宫脱垂等发生。

60.产后何时可以做保健操？

阴道分娩产妇 24 小时后可以做产后保健操；手术产产妇可推迟几日；每日 1～2 次，每次 15～30 分钟，循序渐进。产妇可以练习呼吸运动，取仰卧位，两臂伸直平放于体侧，深吸气使腹壁下陷内脏牵引向上，然后呼气。举腿运动：取仰卧位，两臂伸直平放于体侧，左右腿轮流举高与身体成直角。缩肛运动：取仰卧

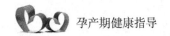
位，双膝屈膝分开，再用力向内合拢，同时吸气收缩肛门，坚持3～5秒，然后双膝分开，并呼气放松肛门。产后保健操活动原则：尽早活动、循序渐进、量力而行。

61.产后可以通过束腰恢复体型吗？

分娩后，腹壁皮肤受妊娠子宫膨胀的影响，弹性纤维断裂，腹直肌不同程度分离，腹壁松弛要在产后 6 周或更长时间才能恢复。如果利用束腰方式，不但不能恢复腹壁的紧张状态，反而会增加腹压，导致子宫下垂、子宫后倾、阴道前后壁膨出等症状。

62.产后多长时间恢复月经？

产后月经恢复是一个自然的生理现象，根据子宫内膜的组织形态来推测，可能早在产后 33～42 日，卵巢就可排卵了。此外，在产后 6 周，也可观察到排卵过后的黄体存在。因此，如果产妇没有喂奶，通常在产后 6～8 周会恢复月经。母乳喂养的产妇，排卵及月经恢复较晚，有的要在 1 年后恢复。

第五节　剖宫产术后护理

63.产妇剖宫产术后什么时候开始活动？

产妇剖宫产术后，下肢恢复知觉后即可活动双脚或双腿，术后 6 小时要锻炼翻身，以促进麻痹的肠道被动蠕动，使功能及早恢复。肠道内的气体可以尽快排出，同时减少肠粘连和肠梗阻的发生。产妇术后在卧床休息 24 小时尿管拔除后，尽早下床活动以避免下肢静脉血栓形成。

64.剖宫产后使用镇痛泵对产妇有什么影响？

剖宫产术后镇痛泵镇痛，是由麻醉医生依据产妇镇痛需求为产妇安置镇痛泵管，预设适当的用药剂量对产妇输注镇痛药物，并可自我管理的一种解除或缓解疼痛的方法。镇痛泵在使用时会以均匀的速度向产妇体内输入镇痛药物，在剖宫产术后可以使用24～72 小时，一般使用 24 小时即可。个别产妇使用镇痛泵会出现副作用，如因肠道蠕动减弱造成排气晚，以及出现恶心、呕吐、尿潴留、瘙痒、低血压、呼吸不畅等现象。

65.产妇剖宫产术后需要喝萝卜汤促排气吗？

产妇剖宫产术后未排气时不建议喝萝卜汤。因为萝卜即是通气也是产气的食物，建议在产妇已排气后食用。

帮助产妇尽快排气的措施：①在剖宫产术后 24 小时内，尽量在床上多活动，如勤翻身、变换体位，肠管被动活动；②每晚用温热水泡脚 20 分钟；③腹部的腹带不要束得太紧，以免影响肠蠕动、肠功能恢复；④术后 24 小时后下床活动，促进肠蠕动等。

66.产妇剖宫产术后可以喝哪些汤类？

产妇剖宫产排气后，可恢复正常饮食，可以适量喝汤，如鸡汤、鱼汤、排骨汤、猪蹄汤等，但要注意不能油腻，特别是鸡汤、排骨汤等含油较多的汤最好去油后再喝，也可以选择喝蔬菜汁或水果汁。

67.剖宫产术后饮食上注意哪些？

剖宫产的产妇，术后 6 小时内禁食；在肠道排气之前，可进食流质或半流质饮食，如藕粉汤、稀粥、蛋花汤等，禁食甜食及牛奶等以避免引起肠胀气。产妇排气后，可进食普通饮食，此时产妇消化能力还很弱，饮食要清淡易消化，富有营养，避免油腻。

68.为什么剖宫产术后拔除尿管后要多饮水？

一般剖宫产术后 24 小时拔除尿管，尿管拔除后产妇要多饮水，以促进排小便，通过排尿起到冲洗尿道的作用，避免发生尿路感染。很多产妇由于腹部伤口疼痛，不敢排尿，易造成尿潴留，故术后产妇在有一些尿意的时候就要排尿，避免膀胱过度充盈，引起排尿困难。

69.产妇剖宫产术后需要系腹带吗？

产妇剖宫产手术结束后，手术医生会为产妇束好腹带。此时系腹带的目的是压迫切口部位防止伤口出血，遮盖伤口防止被其他污物污染。24 小时后产妇下床时，使用腹带可以减少手术切口的张力，减少因活动引起的疼痛，便于行走。剖宫产手术结束至术后 24 小时腹带可以持续使用。术后 3～5 日可在下床活动时束腹带，卧床休息或睡觉时松开，减少因束缚过紧影响肠蠕动，延长排气时间。腹带使用时间没有严格的规定，可根据个体情况而定，同时注意腹带清洁。

70.产妇剖宫产的腹部伤口如何护理？

产妇剖宫产术后，随着麻醉作用的逐渐消退，会感到伤口疼痛，平卧时子宫收缩的疼痛最敏感，建议采取侧卧位或半卧位，可用被子或枕头垫在背后，以减轻身体移动时对伤口的牵拉痛。期间配合翻身，可以促进恶露排出，利于切口愈合。保持腹部伤口创面的清洁、干燥，避免伤口污染导致感染。在咳嗽、打喷嚏、下床前，可用手及腹带固定伤口减轻疼痛。每日观察伤口情况，一旦出现了伤口局部的红、肿、热、痛、开裂等现象，或出现脓性分泌物、体温升高等，一定要尽快到医院检查，以免病情加重。

71.剖宫产伤口需要拆线吗？什么时候完全愈合？

剖宫产手术目前普遍采取下腹部横切口，使用可吸收缝合线埋藏缝合，或使用皮肤拉链、皮肤凝胶黏合等方法，一般不需拆线；如有指征，也需要为缝合的手术切口拆线，一般外缝 3～5 针，术后 5～7 日拆线，腹部伤口表皮一般 7 日愈合，皮下可吸收肠线在 30～40 日就可吸收。下腹部的切口在术后的一年半之内都会是一种慢性炎症的过程，伤口为一条粉红色、隆起于皮肤的瘢痕，大约一年半之后就会变成白色平坦的瘢痕。

72.剖宫产术后多长时间可以再怀孕？

第一胎为剖宫产的女性如有再育计划，最好在 2 年后再次怀孕。剖宫产后子宫壁切口不能在短期完全愈合。如术后短期内怀孕，随着胎儿的生长会使子宫壁拉长、变薄，尤其是手术切口处，其为结缔组织，缺乏弹力，易在妊娠末期或分娩过程中发生子宫破裂，造成产妇大出血甚至危及母婴生命。

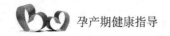

第六节　产后特殊情况护理

73.什么是产褥中暑？其有哪些表现？如何预防？

产褥中暑是指产妇产褥期间在高温闷热环境中体内余热不能及时散发，而引起中枢性体温调节功能障碍的急性热病。

中暑先兆多为口渴、多汗、皮肤湿冷、乏力、恶心、头晕、胸闷、心悸等，体温一般在 38℃以下。如中暑未及时处理，体温可逐渐升高至 38.5℃以上，出现剧烈头痛、颜面潮红、恶心、胸闷加重、脉搏和呼吸加快、无汗、尿少，全身布满"痱子"。重度时体温上升至 40℃以上，出现中枢神经系统症状伴呕吐、腹泻，脉搏细数、心率加快、呼吸急促、瞳孔缩小然后变大，如不及时抢救会危及生命。

产褥中暑可以预防，且应强调预防。产妇及其家属要了解产褥期卫生，破除旧的风俗习惯，使卧室凉爽通风和衣着、被褥适宜，避免衣着过多影响散热。发生产褥中暑先兆时要迅速改变高温、高湿和通风不良的环境，降低产妇体温，鼓励多饮冷开水、冷绿豆汤，用冷水擦洗，并及时就医。

74.耻骨联合分离何时恢复？

耻骨联合分离是妊娠后耻骨联合变松弛，轻者伸展，轻度临床症状不明显，严重者发生耻骨联合分离，引起耻骨联合部位疼痛，孕妇活动受限。发生原因为妊娠次数多、过密或多胎，以及伴维生素 D 及钙缺乏造成骨质疏松症，还可由头位时胎头位置与骨盆衔接不良造成。耻骨联合分离多发生在孕晚期，其原因为孕妇体内松弛素使关节和韧带松弛，有利于阴道分娩。耻骨联合分离疼痛症状多在产后1个月内恢复。

75.产褥感染都有哪些表现？如何预防产褥感染？

产褥感染是指分娩及产褥期生殖道受病原体侵袭，引起局部或全身感染。依照不同感染部位产妇会出现发热、疼痛、异常恶露等表现。会阴部伤口感染时局部出现红肿、疼痛、灼热、硬结，伤口缝线处挤压有脓性分泌物，深部脓肿可伴高热。阴道炎、宫颈炎表现为黏膜充血、水肿、溃疡、脓性分泌物增多。子宫感染时会有腹痛、恶露增多呈脓性，子宫出现压痛。急性盆腔腹膜炎及弥漫性腹膜炎时出现高热、恶心、呕吐、腹胀，明显压痛、反跳痛；血栓性静脉炎时出现寒战、高热、反复发作。下肢血栓性静脉炎时下肢持续性疼痛，局部静脉压痛或触及硬索状。脓毒血症及败血症时出现肺脓肿、脑脓肿、肾脓肿或肺栓塞。

做好产褥期保健可以预防产褥期感染，产妇要做到居室环境空气清新，常通风换气。注意休息保证充足睡眠，保持个人卫生，注意会阴清洁，会阴垫、内衣裤及时更换；进行适当活动和运动，如产后体操有助于产妇康复；做好心理调节，保持心情愉快、精神放松；产褥期禁止性生活。

76.产褥期子宫复旧不全都有哪些原因？

产后子宫复旧不全也称产后子宫复旧不良，指产后6周子宫仍未能恢复到未孕状态。其原因复杂，如胎盘、胎膜残留，蜕膜脱落不完全，部分胎盘、胎膜残留；子宫内膜炎或盆腔感染；子宫过度后倾、后屈，影响恶露排出，多产妇女因多次分娩使子宫纤维组织相对增多，影响子宫收缩力，膀胱过度膨胀或膀胱经常处于膨胀状态，以产后尿潴留最常见。

77.哪些原因可以引起产褥期发热？

引起产褥期发热的常见的原因有子宫感染、自然分娩后会阴伤口感染、阴道感染、宫颈感染及尿路感染等。产妇要养成良好卫生习惯，做好产褥期皮肤及会阴护理，预防感染发生。

78.产褥期产妇会有哪些情绪变化？

产妇产后身体内的雌激素和孕激素水平下降，与情绪活动有关的儿茶酚胺分泌减少，体内的内分泌调节处在不平衡状态，因此其情绪很不稳定。产妇在妊娠期并发其他疾病，产时发生难产、产褥期感染、产时产后失血过多，或婴儿患病时产妇会担忧婴儿，食欲缺乏，睡眠质量差，乳房又缺乏吸吮的刺激，使乳汁分泌反射不能建立，这些因素都会使产妇产生焦虑、紧张情绪。

79.什么是产后抑郁？

在产后 50%～80%的产妇会出现分娩后抑郁情绪，其是产后短期抑郁。产后短期抑郁指产妇从分娩到产褥第 10 日之间出现轻微的、暂时的、一过性哭泣或忧伤、郁闷状态，感觉孤独、疲劳、易忘等，主要特点是情绪多变，一般持续不超过 2 周可自然恢复正常。发生有其特殊的背景和原因，如孕产妇在妊娠、分娩、产后要经历重大的生理变化和心理应激。

产妇通常会在产后 2 周出现抑郁症状，表现为易激惹、恐惧、焦虑、沮丧和对自身及婴儿健康过度担忧，常失去生活自理及照顾婴儿的能力，自我评价较低，反应迟钝，食欲下降，睡眠障碍，有的表现为内疚或厌恶婴儿的心理，重者绝望、出现自杀倾向等。在症状不明显时，有时被忽略，仅被认为是由于照顾婴儿而造成的疲劳和人际冲突。如能早期识别，积极干预，预后良好。

产妇要学会转移自己的注意力。产妇面临不愉快的生活事件或难以解决的棘手问题时，不要把全部精力放在不良事件上，以致钻牛角尖，情绪低落。处理方法：将注意力转移到一些愉快的事情或参与一些愉快的活动，也可以参与一些放松活动，如深呼吸、散步、打坐、冥想平静的画面；听舒缓优美的音乐可以起到对人体内脏及躯体功能调节作用；出现抑郁情绪可以找好友或亲人交流；学会自我鼓励、自我欣赏。产妇由于产后生理的特殊性，受传统"月子"习惯影响而产生依赖性心理，特别是产后 2 周内非常敏感，依赖性较强。这段时期亲人的关怀十分重要。在产妇情绪波动时，丈夫更要对妻子加倍体贴，多承担各种家务劳动及婴儿护理，使产妇心气调和，保持良好的精神状态。

80.引起产后抑郁的原因是什么？

孕期就有过极大情绪波动，已显示出产后抑郁的征兆；在妊娠分娩的过程中，体内内分泌环境发生变化，产后体内激素水平的急剧变化是抑郁发生的诱因；产妇当母亲的期望过高，在遇到困难的时候也不愿意寻求帮助，无法适应当一个新妈妈；产褥期感染、发热对产后抑郁的促发有一定影响；有家族抑郁症病史的产妇，产后抑郁的发病率高。

81.什么是产后整体康复？

产后整体康复即在科学的健康理念指导下，利用现代科技手段和方法，针对妇女产后这一相对特殊时期的生理及心理变化进行主动、系统的康复指导和训练，使产妇在分娩后一定时间内，身体有关器官及功能状况得到全面理想的康复。其包括提高或恢复盆底肌张力，减轻或消除疼痛，恢复脊柱及腹部形

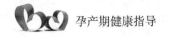

态，改善生活质量。

82.产后盆底功能障碍有哪些表现？

孕期胎儿生长发育，分娩过程中胎儿通过产道时扩张、牵拉，都会对盆底肌造成不同程度的损伤。腰背酸痛、小腹坠胀、尿频、尿潴留、阴道松弛、前后壁膨出及子宫脱垂等，都是盆底功能障碍的表现。

83.产后如何进行盆底肌锻炼？

盆底肌在妊娠时的长期受压和分娩时的过度拉伸造成疲劳损伤，在产后进行收缩锻炼，能促使肌力尽快恢复，如肛提肌收缩运动，即缩肛动作，一缩一放地进行，每日2次，每次200次左右。

84.哪些人需要进行产后盆底功能康复？

产后有盆底功能障碍表现，如产后疼痛、产后尿失禁、产后筛查盆底肌张力降低等症状；产后6～8周盆底功能减退或功能不全等人群。

85.产后何时开始进行盆底肌治疗？

通过产后42日筛查、监测、评估盆底肌肉受损程度，从而对产妇及时进行康复训练，是预防、治疗盆底功能障碍的首选方法。产后42日至产后1年是进行盆底肌治疗的黄金时期。

86.产后早期盆底损伤有哪些表现？

产妇早期盆底损伤是表现为盆腔器官脱垂、压力性尿失禁等女性盆底功能障碍的一组疾病，严重影响产妇生活质量及身心健康。

87.产后什么时候恢复性生活？

产后 42 日内不能恢复性生活。产后 10 日，宫颈内口恢复到未孕时的状态；产后 4 周，宫颈完全恢复至正常形态。如果过早恢复性生活，会造成阴道、盆腔或子宫内膜发生炎症。建议在分娩 42 日以后经过产后复查再恢复性生活。

88.什么时间进行产后复查？检查内容是什么？

从分娩至产后 42 日为产褥期，为了全面了解产妇生殖系统恢复情况及婴儿发育状况，产后 42 日左右需母婴到医院进行产后复查。产后健康检查包括一般检查和妇科检查。一般检查主要包括血压、脉搏、血尿常规；妇科检查主要有子宫是否已恢复到未孕状态。如有妊娠期糖尿病，还需复查空腹血糖；如合并妊娠期高血压，需复查肝肾功能。其他检查听从产科医生建议。婴儿也要进行身体检查，监测生长发育是否正常。

89.妊娠期糖尿病的产妇何时复查？

妊娠期糖尿病的产妇在胎盘娩出后，体内抗胰岛素迅速减少，大部分人血糖逐渐恢复正常，不需要继续使用胰岛素，在产后 8 周左右做产后复查，行口服葡萄糖耐量试验（OGGT）检查，若仍异常，需继续监测及治疗。

90.产后 2 个月再查 75g 糖耐量试验很重要吗？

很重要，由于有妊娠期糖尿病病史的孕妇是 2 型糖尿病的高发人群，而且再次发生妊娠期糖尿病的概率也会增加。研究发现，妊娠期糖尿病孕妇 5～16 年有 17%～63%妇女发展为 2 型糖尿病,因此要加强产后随访和监测。在产后 6～12 周行 OGTT,如正常,也应 1～2 年检查 1 次血糖和血脂,坚持合理饮食和运动,自我监测,以便及早发现糖耐量减低和 2 型糖尿病的发生。

91. 妊娠合并心脏病的产妇产褥期注意事项有哪些?

产后 3 日内,尤其是产后 24 小时内,是病情变化的危险时期,产妇应采取左侧卧位或半坐卧位休息,在心功能允许的情况下,可以早期下床适度活动,预防血栓的形成。饮食要清淡,防止便秘,必要时可以使用开塞露软化大便。

92. 妊娠期糖尿病孕妇产褥期还要继续采用糖尿病饮食吗?

大多数妊娠期糖尿病孕妇在产后 6 周内,血糖应该恢复到正常水平,除非糖尿病持续存在,否则不需要一直采用糖尿病饮食。妊娠期糖尿病孕妇因为将来患 2 型糖尿病的风险高于普通人,所以要保持合理的体重,既不要过分控制饮食,也不能过度进补。建议咨询营养师,为自己设计合适的产后食谱。

93. 妊娠期高血压疾病的产妇产褥期注意事项有哪些?

妊娠期高血压疾病的产妇要更加注意休息,遵医嘱继续服用降压药物,使血压得到良好控制。摄取蛋白质、维生素、矿物质含量丰富的食物,营养充足,促进身体康复。并按时到医院进行血压方面的复查。

第7章

新生儿及婴幼儿护理

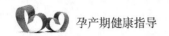

第一节　早期新生儿保健及护理

1.新生儿娩出后颜面呈紫色是什么原因?

　　胎头娩出至全部胎体娩出的过程一般不超过 1 分钟。在胎头娩出时,脐带没有剪断,胎盘循环没有结束,肺泡内仍充满肺泡液,胎儿供氧还是由胎盘完成。直到胎儿完全娩出,脐带剪断后胎盘循环结束,肺泡扩张,婴儿发出第一声啼哭。因此,胎儿刚娩出时面色发紫是正常的,婴儿大声啼哭扩张肺泡,使自己体内含氧量增多。一般在 10 分钟左右,婴儿血氧含量达到最大值,皮肤就会变得红润。

2.剪断脐带的时候,新生儿会感觉疼痛吗?

　　胎儿出生后要将脐带剪断,此时婴儿大哭,经常被认为是剪断脐带时疼痛造成的。其实脐带上没有神经,剪脐带时婴儿不会感到疼痛。

3.新生儿娩出后皮肤不是很红润是否正常?

　　正常,因为在母体内胎儿是由胎盘供氧,脱离母体后肺循环完全建立需要时间,有一段过渡期,随后由青紫很快转为红润。如果出生 5～10 分钟后还不红润,或皮肤苍白、发灰,医护人员会积极寻找原因,给予相应的救治。

4.新生儿出生后如何为其保暖?

　　新生儿出生前,会提前调节产房和手术室室温,打开辐射台预热。出生后即刻放置在辐射台上，快速用毛巾将新生儿擦干，处理完脐带后快速给婴儿穿上衣服，戴帽子保暖。阴道分娩的婴儿在脐带结扎完毕后，将其抱到母亲胸腹部进行皮肤接触，利用母亲体温为其保暖。

5.新生儿皮肤上有一层油腻的白色东西是什么？

新生儿刚出生时皮肤上有一层油腻的白色东西，有的部位多一些，有的部位少一些，医学上将其称为"胎脂"。胎儿身上的胎脂作用是保护胎儿皮肤不受羊水浸润的影响，如果没有这一层胎脂，胎儿的皮肤可能就要受到损伤。出生后胎脂仍能起到保护皮肤的作用，并可起到减少身体热量散发，维持体温恒定的作用。

6.为什么体温过低对新生儿是危险的？

体温过低能引起婴儿感染、凝血缺陷、酸中毒、胎儿—婴儿循环调整延迟、透明膜病（呼吸窘迫综合征）和脑出血等，所以说体温过低对婴儿是很危险的。

7.导致新生儿体温过低的主要原因是什么？

新生儿在出生后处在通风的寒冷房间、接触低于自己体温的物体、洗澡后未及时擦干或过分裸露皮肤等均是导致婴儿体温过低的主要原因。

8.预防新生儿体温过低的措施有哪些？

新生儿房间温度调节在 25～28℃。如给新生儿进行沐浴，则要关闭门窗，关掉风扇和空调以减少屋内的空气流动，沐浴后将

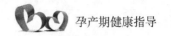

新生儿彻底擦干，然后穿好襁褓，尽量多地怀抱新生儿，一方面给予情感的支持，另一方面通过成人的体温为新生儿保暖。

9.新生儿打喷嚏是"着凉"吗？

新生儿鼻黏膜对于空气中的成分非常敏感，空气中的有形物质吸入后就会刺激气道引起喷嚏，受到冷空气刺激，也会打喷嚏。这也是一种自我保护动作，而不是"着凉"的表现。另外新生儿在吃母乳期间，尤其是从初乳中得到免疫抗体，可以增加机体的抵抗力。

10.母婴早期皮肤接触有哪些益处？

早期母婴皮肤接触可以为新生儿保暖，促进母子融洽，有益于母乳喂养成功，促进初乳分泌，刺激免疫系统（黏膜相关淋巴组织），防止血糖过低，并有助于母亲皮肤菌群移植（家庭友善菌群）。

11.如何保证母婴皮肤接触安全？

分娩后的母婴皮肤接触是由专业人员协助进行的。接触时要求妈妈暴露胸腹部，让新生儿趴在妈妈身体上，头侧向一边，暴露口鼻，避免发生窒息。保证母婴皮肤接触期间，母亲可以观察到新生儿反应和肤色。

12.什么是"早接触、早吸吮"？

新生儿出生后 1 小时内，裸体放在母亲胸腹部，与母亲进行皮肤与皮肤的接触称早接触。等到新生儿出现觅食反射，主动吸吮母亲的乳房称为早吸吮，早吸吮可以达到早开奶的目的。新生儿在子宫通过胎盘循环有一定的储备能量，通过频繁有效地吸吮，产妇分泌的初乳足够满足初生新生儿的需要。

13.新生儿与妈妈皮肤接触需要多少时间？

新生儿出生后 1 小时内与妈妈皮肤接触的时间不少于 30 分钟，如妈妈与新生儿状态良好，皮肤接触及早吸吮时间可以延长。

14.新生儿出生后可以和爸爸做早接触吗？

新生儿出生后立即与妈妈进行皮肤早接触，这是为了防止新生儿体温下降造成体温过低，还可以帮助母婴增进感情，促进乳汁分泌。通过新生儿早吸吮帮助妈妈子宫收缩，减少出血。如果产妇的身体情况不适宜进行母婴皮肤接触，新生儿也可以与爸爸进行皮肤接触。方法是爸爸取坐位将新生儿抱在胸部，进行皮肤接触。

15.新生儿做好吸吮准备的表现是什么？

新生儿出生后准备吃母乳时，最开始是流口水，张口用舌头舔、吸、咬手指或手，找到妈妈乳房后，张大口开始触碰乳房，当用乳头或手指触碰新生儿的口唇时，会相应的出现口唇及舌的吸吮蠕动。

16.新生儿总哭是饿了吗？

新生儿出生时的啼哭是为了完成肺扩张，建立自己的呼吸，不是饿的表现。新生儿刚刚经历分娩过程的挤压，由子宫内黑暗的环境进入陌生明亮的世界，外界的声音、温度、触摸对于他们来讲都十分敏感。出生后胎盘循环结束，肺循环开始建立，肺泡

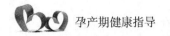

扩张，需要用啼哭将肺泡内的肺泡液排出，通过啼哭不断增加体内含氧量，使皮肤红润。

17. 新生儿出生后需要马上喂配方奶或糖水吗？

新生儿出生后通过与母亲的早接触、早吸吮，以达到早开奶的目的。新生儿在出生之前已经有足够的能量储备，通过频繁有效地吸吮，产妇分泌的初乳足够满足新生儿的需要，没有必要给予配方奶及糖水。产妇及新生儿有特殊情况时，如妊娠期糖尿病、早产或巨大儿等，则应根据医嘱喂糖水或配方奶。

18. 新生儿出生后有吸吮需求是饿了吗？

新生儿出生后会有觅乳反射出现，有强烈的吸吮愿望，这是一种生理现象，所以不是为满足生理饥饿而进行吸吮。新生儿出生后会有口欲期，不饿也要吸吮妈妈乳房，达到自己心理的满足感和安全感。

19. 新生儿为什么总吐羊水？

胎儿在子宫内就有吞咽羊水的动作。由于出生后食管下括约肌压力低，胃部发育呈水平位，而新生儿幽门括约肌较发达。所以出生后储存在新生儿胃内的羊水会被吐出来，这种现象 2~3 日后消失，一般不做处理。

20. 新生儿出生后就要立即洗澡吗？

新生儿体温调节中枢发育不完善，出生后体温比较低，如果这时再洗澡，会加快新生儿体温的散失，体温会更低。一般于出生后 6 小时新生儿生命体征稳定了再洗澡，或出生第 2 日再洗澡。

21.新生儿胎头水肿如何护理？

新生儿胎头水肿是产程中、分娩时胎儿头皮局部受压，血液循环受到影响，血管通透性改变及淋巴回流受阻引起的皮下水肿，多发生在胎儿最先进入骨盆部位，出生时即可发现，水肿边界不清，出生 2～3 日即消失。有时其与血肿并存，待头皮水肿消退后血肿才显出。

22.新生儿出生后要立刻检查身体吗？

新生儿出生后医护人员会对其进行一般的身体外观检查，如果发现异常，会与产妇及其家属交代相关事宜，并进行进一步检查。

23.医院是如何区分新生儿的？

如果医院设置的是单间产房分娩，一个分娩间只有一位准妈妈，可以减少妈妈的担心。在分娩后助产士会立刻在新生儿的脚腕或手腕上，系标注有妈妈姓名、住院号、新生儿性别的腕带，这就是新生儿身份标志。在住院期间无论是给新生儿预防接种，还是做其他治疗护理等，护士均要核对新生儿腕带上的信息，避免发生差错。所以在住院期间，新生儿父母或其他家属不要将其腕带取下，如果发生腕带脱落，应及时通知主管护士补系。

24.在产房刚分娩的新生儿会与妈妈分开吗？

没有特殊情况，母婴是不会分开的。新生儿出生后要在第 1 小时内与母亲进行皮肤接触，这样做有利于为新生儿保暖和建立母婴感情联系。但是如果婴儿是早产新生儿，或者出现其他异常情况需要转至新生儿重症监护病房时，则母婴需要分开，待新生儿情况稳定后，再将其送回母亲身边，在此期间母亲应定时挤奶，保持泌乳。

25.新生儿出生后都会体重下降吗？

新生儿出生后 2～4 日都会出现体重下降现象，其是由新生儿摄入量相对不足、胎便及小便的排出、肺及皮肤水分的蒸发、羊水排出等原因造成的。体重下降占出生体重的 6%～9%，体重下降不应超过出生体重的 10%。大多数新生儿在出生后 4～5 日体重开始回升，7～10 日可恢复到出生时的体重。因并非疾病导致，属于新生儿的特殊生理现象，故称为新生儿生理性体重下降。新生儿出生后的体重下降在所难免，为了将体重下降的程度降到最低，应加强母乳喂养，做到按需哺乳，想吃就喂，每次持续 30 分钟以上。促进母亲泌乳，做到频繁喂哺，新生儿得到充足的乳汁，体重很快就能恢复。

26.什么是新生儿生理性黄疸？新生儿出现黄疸后如何观察？

因为新生儿出生时红细胞较成人数量相对多，而红细胞寿命相对短，生后 7 日内红细胞破坏较多，所以胆红素产生的量多。新生儿肝脏系统发育尚不成熟，肝脏清除胆红素的能力较差，再又由于新生儿肠肝系统的特点，肠壁吸收胆红素也较多。因而胆红素积存于血液而引起黄疸。大部分新生儿在出生 3 日左右出现四肢甚至全身皮肤发黄，但血清胆红素的浓度小于 12mg/dl，只要加强喂养，一般 7～10 日后黄疸自行消退。这种特殊的生理现象对小儿的正常生长发育没有任何不良影响。

新生儿出现黄疸后，通过观察新生儿的颜面部、四肢、躯干、手足及巩膜来判断黄疸程度，认真观察生命体征及吃奶、大小便情况，还可以通过小儿的哭声、呼吸、吃奶情况、动作、反应来判断新生儿的精神状态。

27. 新生儿出现黄疸后如何晒太阳？

新生儿出现黄疸后正确的做法是加强喂养。母乳喂养每日不少于 8～12 次，每次持续 30 分钟以上。同时可以每日定时晒太阳，最少 2 次，每次 20～30 分钟。晒太阳的具体方法：春夏季可以避开正午太阳最强烈时给新生儿晒太阳，如上午 9：00～10：30、下午 14：30～15：30 晒太阳 2 次，每次持续 20～30 分钟。晒时注意保护眼睛，可用深色软布遮盖。秋冬季可以选择阳光最充足时的正午晒太阳，每天 2 次，如上午 11：00～12：30，下午 13：30～14：30 晒太阳 2 次，每次持续 20～30 分钟。可以脱光衣服先仰卧位，再俯卧位晒。每次晒太阳结束后要给新生儿加强喂哺母乳，如为人工喂养的新生儿要喝少量白开水。

28. 新生儿呼吸为什么比成人快？

这种现象是正常的，新生儿代谢旺盛需氧量高，因呼吸系统发育不完善，呼吸运动弱，为满足生理需要，所以呼吸频率快，一般每分钟 40～60 次。

29. 如何观察新生儿大便和小便的变化？

新生儿出生 2～3 日，大便的颜色会呈现暗绿色或黑褐色，性质较黏稠，油性大，这就是所谓的"胎便"。这是因为新生儿在妈妈子宫里的时候，吞下了羊水和肠黏膜，出生后就会排出这种黑褐色或深绿色的大便。随着进食增多新生儿的大便就由黑褐色变成稍浅或黑褐色中掺杂着黄色的过渡便。5～6 日以后，就会变成普通的土黄色的酸性大便。但新生儿的排便情况受喂养影响，如果新生儿摄入量不足，也会致使新生儿排绿色的大便，俗称饥饿便。这时就应该加强喂养，保证足够的摄入量。

由于新生儿泌尿系统发育不成熟，膀胱容积较小，在出生最初的几周新生儿小便的次数很多，量却较少。大约 1 个月以后，每次小便的量会渐渐增多，而次数会慢慢减少。应注意观察新生儿小便的性状和量，并及时更换纸尿裤或尿布，保证外阴清洁。每次更换纸尿裤或尿布时应用湿纸巾从前向后擦净臀部皮肤，防止尿液中氨等物质的不良刺激引起臀红。

30.新生儿出现了"红尿"是怎么回事？

新生儿出生后 2～5 日，可见尿布上有橘红色尿迹或遗留在尿道口包皮上橘红色粉末，那是因为尿液里含有较多的尿酸盐结晶，又俗称结晶尿。出现此种情况，应保证新生儿每日的哺乳量，母亲应加强对新生儿的母乳喂养，做到按需哺乳，每日哺乳次数在 10～12 次，每次持续 30 分钟以上。当哺乳量加大时新生儿尿液颜色恢复正常，此种现象自然就会消失。

31.如何护理新生儿臀红？

新生儿皮肤娇嫩，表皮角质层很薄，细胞间相互联系不紧，角质层容易脱落，皮肤防御功能低下，各种对臀部皮肤的不良刺激均可引起臀红，所以，每次新生儿大小便后，要将便渍清理干净，并涂抹护臀霜。如果已发生臀红，应采用局部涂抹鞣酸软膏等药物配合局部理疗的方法，促进臀红痊愈。

32.新生儿乳房肿大是怎么回事？

新生儿乳房肿大，一般在出生后 3～5 日出现，乳房肿大如蚕豆大小，甚至可挤出少量乳汁。新生儿在妈妈子宫的时候，受母体雌激素、孕激素影响，致乳房肿大及分泌乳汁，一般不必特殊处理，不可挤压以防继发感染，于出生后 2～3 周新生儿体内激素恢复正常乳房肿大就会自行消退。

33.为什么女婴会出现假月经和分泌物？

少数女婴刚出生后就可见从阴道流出少量血液，似月经，称"假月经"。还有些女婴会有白色阴道分泌物，持续 3～7 日。这是孕后期母体雌激素进入胎儿体内造成的，一般不需处理，属正常生理现象。对此种情况可进行观察，如果出血增多或时间延长，应及时就诊。

34.新生儿鼻子上的小白点是什么？

新生儿的鼻尖、鼻翼及脸颊部常有针尖或粟米大小的黄白色小点，可以高于皮肤，但周围无红晕，是由皮脂腺分泌不畅堆积所致，称为粟粒疹，而非脓疱。注意新生儿皮肤清洁，不要挑破粟粒疹，以免感染。一般在出生 1 周后自然消失。

35.新生儿口中"长牙"怎么处理？

有些新生儿口腔上腭中线、软硬腭交界处及牙龈上，有时会存在一些淡黄色米粒大小的颗粒，俗称为"马牙"。所谓"马牙"，是由上皮细胞堆积或黏液腺分泌物潴留而形成的，属于正常生理现象。其不会对新生儿吃奶和生长发育生产影响，几周后会自行消失，不必进行特殊处理。

36.新生儿的毳毛什么时候能消失?

胎儿在母亲的子宫里发育到五六个月时,就全身生长胎毛,出生以后会逐渐脱落。早产儿及一些足月新生儿有时全身覆有纤细的胎毛,胎毛柔软,缺少色素,无髓质,生长潜力有限。而足月新生儿胎毛通常脱落,代之以毳毛,在头皮则由粗的、色素较深的终毛取而代之。毳毛通常在新生儿出生后的第 1 周就会脱落,但也可能等到几个月后才脱落,总之,新生儿身上的毳毛会自动脱落,不会影响新生儿发育,家长不必担心。

37.新生儿为什么会发生溢奶? 如何预防新生儿溢奶的发生?

正常新生儿常于喂奶后从口角流出或吐出少量乳液,称溢奶,其为生理现象。溢奶是新生儿的食管上括约肌在食物通过后不关闭,胃相对呈水平位,食管下括约肌松弛及胃壁肌肉发育不成熟,胃容量小,胃排空时间延迟所致。

及时纠正喂奶过快、奶量过多、喂奶前哭闹时间较长、频繁更换配方奶等不当喂养方法可以预防溢奶发生。另外,若溢奶是喂奶时咽下大量气体引起的,喂奶后可竖着抱起,轻拍后背排气,也可防止溢奶。喂奶后不要立即更换尿布或体位变动过大,也可以预防新生儿溢奶的发生。

38.新生儿脐带可以沾水吗?

脐带没有脱落前,新生儿可以洗澡,沐浴后要用 75%的乙醇轻轻地从脐带根部向周围的皮肤擦拭,对脐带进行彻底消毒,保持脐部干燥,干燥情况下脐带脱落会更快。

39.新生儿脐带出血怎么办?

新生儿出生后断脐,脐带内的血管仅为功能上的关闭,从解剖上讲仍未关闭,是一个潜在的通道。在脐带脱落过程中,脐部的血管逐渐闭合,有时可以看到尿布上有少许咖啡色或暗红色的血迹,这是脐带在愈合过程中,毛细血管出血造成的。注意每日护理脐带,使用 75%乙醇棉签消毒脐窝及脐带残端。脐带脱落后继续用 75%乙醇消毒脐窝处直至分泌物消失。平时观察脐部有无异常分泌物、臭味及有无出血、渗血、红肿等异常情况。

40.新生儿脐带脱落后出血怎么办?

新生儿脐带脱落后脐窝内常会有少量渗出液,此时可用 75%乙醇棉签清洁脐窝。如果脐窝有脓性分泌物,其周围皮肤有红、肿、热,且小儿出现厌食、呕吐、发热或体温不升(体温低于35℃),提示有脐炎或出现败血症表现,应立即去医院诊治。

41.新生儿手足发紫正常吗?

新生儿因末梢循环差(缺氧引起手足发紫除外),出现发紫现象,此时应注意保暖。一旦自主呼吸建立后,新生儿身体会转为正常粉红色。若出生后一直有嘴唇发紫、手足发紫情况,应及时就医,首先需要排查先天性心脏病的可能。

42.如何解决新生儿手足冰凉的问题?

由于新生儿循环系统发育的特点,许多新生儿出生后手足都会有冰凉的现象。对于非疾病造成的手足冰凉,要从日常生活各方面来采取措施,如提高室内的温度、加盖被子,特别要注意冬季保暖和沐浴后的保暖。必要时可以用妈妈的体温来温暖新生

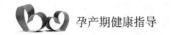

儿。另外不要给新生儿穿太紧的衣服，因为衣服过紧会阻碍血液循环。还可以用抚触的方法，给新生儿做手足的按摩来缓解手足冰凉的现象。

43.新生儿出生后几日皮肤出现红斑是怎么回事？

新生儿红斑又称新生儿过敏性红斑，多数在出生后 4 日内发病，少数出生时即有，最迟约 2 周，可发生于身体任何部位，但好发于臀、背、肩等受压处，数目或多或少。红斑可在数小时后退去，不久又重新出现，无其他全身症状，一般经过 7～10 日自愈。新生儿红斑是一种新生儿期极为常见的现象，发生率为30%～70%，一般以足月新生儿多见，早产儿则比较少见。目前对新生儿红斑的发生机制尚不十分清楚，有两种解释。一是认为新生儿经乳汁并通过胃肠道吸收了某些变应原，或来自母体的内分泌激素而致新生儿产生过敏反应；二是新生儿皮肤娇嫩，皮下血管丰富，角质层发育不完善，当胎儿从母体娩出，从羊水来到干燥的环境，同时受到空气、衣服和清洁用品的刺激，皮肤就有可能出现红斑。新生儿红斑持续一段时间可自愈，应注意给新生儿穿纯棉、细织纱的衣服。沐浴时只用清水清洁皮肤，避免皮肤刺激，其他无须特殊处理。

44.外界声音刺激对新生儿听力有影响吗？

新生儿出生时大脑、神经系统发育尚未健全，大脑皮质兴奋性低，睡眠时间长，觉醒时间一昼夜仅为 2～3 小时。大脑对下级中枢抑制较弱，常出现不自主和不协调动作。声音大时会看到小儿四肢抽动，这都是正常现象，并不影响小儿听力。随着新生儿月龄的增加，这种现象会逐渐减轻或消失。

第二节　新生儿居家护理

45.新生儿必须每日洗澡吗？

根据新生儿出生的季节和身体情况而定，一般每周沐浴 2～3 次即可。在炎热的夏季可增加沐浴的次数，过度的沐浴可影响新生儿的益生菌群建立。沐浴时要观察新生儿的皮肤及全身情况。

46.新生儿沐浴时如何正确使用沐浴液？

新生儿沐浴时应选用新生儿专用沐浴液，清洁皮肤的同时保护新生儿的皮肤。新生儿皮肤角质层薄，易过敏，抵抗力相对较差，注意沐浴液要少用，沐浴液不能直接涂在新生儿皮肤上，稀释在水里使用较好，以减少对皮肤的刺激。有些小儿对沐浴液过敏，洗浴后皮肤出现红疹，此时暂停使用此沐浴液或更换其他沐浴液尝试。

47.为什么给新生儿洗澡后要尽快擦干头部？

新生儿的头部占体表面积比例较大，沐浴后头发湿露，囟门没有闭合，因此散热较快，沐浴后要尽快擦干头发，其目的是为了保暖。新生儿沐浴可分两部分，第一步：不需将小儿衣服脱掉，先洗头，洗净后需立即将小儿头部擦干；第二步：脱掉小儿衣物，洗全身，沐浴后热量丧失快，也要立即用大毛巾擦干全身。新生儿皮下脂肪较少，储存热量少，因此要注意保暖。最后涂润肤露，皱褶处涂爽身粉，消毒脐部，换上清洁衣服。

48.怎样给新生儿使用爽身粉？

新生儿体表面积小而汗腺密度相对成人较大，单位面积的汗腺密度是成人的 7 倍，在潮热的情况下尤其容易出汗，而且新生儿颈下、腋窝、大腿根部有很多皱褶，通常情况下汗液无法及时挥发，在皮肤皱褶存留的汗液中的皮肤代谢物质很容易刺激新生儿娇嫩的皮肤，造成红肿、瘙痒、热痱甚至感染。新生儿沐浴后，在身体皱褶处涂抹少量爽身粉可使新生儿干爽舒适，使用时注意避免粉尘进入新生儿眼睛、口鼻及阴道，应进行这些部位的遮挡。根据季节调整爽身粉用量，夏季可稍多些，冬季除皮肤皱褶处应用爽身粉外，身体其他部分可用润肤露。禁止使用粉扑，因粉扑使用后变潮湿，之后又被放入密封盒内，容易滋生细菌。

49.怎么处理新生儿头皮结痂?

新生儿出生后十几日，头皮上出现了很厚的灰黄色油腻状痂皮及鳞屑，以头顶及前额发际处为多，有时眉间及耳后也有，一般用清水洗不掉。这是新生儿的腺体分泌旺盛造成的，为上皮细胞及油腻逐渐堆积而成的。可用新生儿专用透明油或植物油（花生油等食用油）外敷于头皮及有结痂的地方，再洗净即可。特别厚的结痂，可用干净的纱布或棉签清理干净。注意烧开的油一定要晾凉再用，避免烫伤。梳理时动作要轻柔，绝不可因动作粗鲁给新生儿造成疼痛。

50.夏天新生儿额头上出现的透明米粒大小的水疱是什么?

当外界温度较高时，新生儿容易出汗而导致额头、两颊出现数个小米粒大小的水疱，水疱壁很薄，里面有清澈透明的液体，这不是水痘，是"汗疹"。维持数日后自行吸收、脱皮而消失。适当降低室温，以增加新生儿的舒适度。

51.新生儿脸上有湿疹怎么办？

大力提倡母乳喂养，母亲注意调整饮食，母乳喂养的产妇注意不食辛辣刺激食物，新生儿添加辅食也要注意合理科学添加，避免进食易致敏的食物，如海鲜类食物，以清淡饮食为好；多吃水果、蔬菜。尽量减少外界不良刺激，如手抓、外用肥皂、过热水沐浴等；衣着应较宽松、轻软，尽量选择纯棉制品，不要穿毛制品或尼龙织物，换下来的衣物可用皂液清洗。如果湿疹严重，请到皮肤科诊治。

52.新生儿眼睛如何护理？

新生儿出生后，很多家长怕新生儿着凉，所以家里室温往往较高，细菌也容易繁殖，加上家长对新生儿眼部护理不当，易出现眼睛分泌物增多、眼睑结膜充血等结膜炎症状。若有严重的细菌感染，或有感冒发热发生，则分泌物增多、泪水增多、眼球充血等症状会更明显，还可导致眼睑皮肤红肿。新生儿眼睛有时出现黄色少量分泌物，表明眼部有感染，需使用抗生素类眼药水、眼膏治疗。方法是先取无菌棉球或清洁小毛巾，用生理盐水（或白开水）浸湿，将小儿眼部分泌物清洁干净，然后滴眼药水（需儿科医生开医嘱）1～2 滴，每日 2～3 次，直至眼睛分泌物消失，即可停药。平时注意小儿的毛巾、洗涤盆应专人专用，用品经常消毒晾晒。

53.新生儿口唇脱皮用不用沾水滋润？

新生儿口唇脱皮属正常现象，不需要沾水滋润。新生儿皮肤最外面的一层是表皮的角化层，由于发育不完善，很薄，容易脱落。皮肤内面的一层为真皮，表皮和真皮之间由基底膜相联系。

新生儿基底膜不够发达，细嫩松软，使表皮和真皮连接不够紧密，表皮容易脱落。新生儿出生前处在温暖的羊水中，出生后受寒冷和干燥空气的刺激，皮肤干燥，也是发生口唇脱皮的另一个因素。家长不要将新生儿口唇上的脱皮撕掉，避免造成口唇皮肤损伤及出血发生。

54.新生儿鼻腔有分泌物怎么办？

新生儿鼻腔中的分泌物如果很干燥，可将温水或母乳滴一滴在鼻腔内，待鼻痂软化后使用棉签上的棉丝促使新生儿打喷嚏，将鼻腔分泌物喷出来。不可强行取出，否则可能会损伤新生儿的鼻腔黏膜。

55.新生儿鼻子总是像感冒了一样，有没有问题？

这与新生儿鼻子的解剖生理特点有关。新生儿鼻腔小，鼻道短，鼻黏膜柔软，鼻黏膜分布着丰富的毛细血管，与成人相比其更容易发生充血和水肿，因此有时新生儿就会出现鼻塞的现象。

56.新生儿打喷嚏是感冒了吗？

新生儿打喷嚏，不一定是感冒。新生儿刚刚接触外界，对环境还不适应，外界刺激使鼻黏膜发痒，引发喷嚏。还有新生儿鼻黏膜发达，毛细血管扩张且鼻道狭窄，当有分泌物时，新生儿都会出现鼻塞现象。有时新生儿洗澡或换尿布时，受凉也会打喷嚏，这是身体的自然反应，不是感冒。新生儿鼻塞，打喷嚏，家长不要贸然为新生儿服用感冒药。那样会造成新生儿鼻黏膜干燥，分泌物减少，对外界微生物防御能力进一步下降，微生物趁势侵袭，引发新生儿呼吸道感染。

57.为什么新生儿会全身脱皮？

首先新生儿从母体子宫的羊水环境过渡到完全暴露在空气中，而且新生儿皮脂腺发育还不完善，分泌油脂少，这些原因都会造成新生儿皮肤干燥。其次新生儿由于皮肤角质层薄，毛细血管丰富和体表面积相对大，皮肤蒸发水分增加，也会出现脱皮现象。每次沐浴后可以给新生儿使用润肤露，改善皮肤干燥现象。

58.新生儿身上的蓝色胎记用特殊处理吗？

正常新生儿的腰骶部、臀部及背部等处可见大小不等、形态不规则、不高出皮肤表面的大块蓝灰色斑，这是由于特殊的色素细胞沉着形成的。家长应注意观察青痣有无变化，并定期随诊检查，大多在新生儿 4 岁左右消失，有时稍迟也属正常，不需特殊处理，此现象为东方人所特有的。

59.新生儿喂奶后为什么要拍嗝？

新生儿吃奶时，伴随吸吮和吞咽动作会有少量气体进入胃内，喂奶完毕后应抱起新生儿轻拍背部，然后放回床上让新生儿右侧卧位，减少溢奶和呛咳的风险。

60.新生儿为什么会经常出现打嗝？

多数新生儿常有打嗝的现象，这是正常的，此现象是由新生儿神经系统发育不完善引起的。新生儿受到轻微刺激如冷空气吸入、进食太快、吸奶时将空气吞入胃内等，引起膈肌痉挛而打嗝。其有效的解决办法是，妈妈用中指弹击新生儿足底，令其啼哭数声，打嗝也就随之停止，或将新生儿竖着抱起趴于照顾者肩上将胃内的空气拍出或等胃内的食物往胃下端的肠道里排出一部分，打嗝就可以止住。拍背时要注意手法，一定是手呈空心状轻轻拍背部。随着新生儿的成长和神经系统的发育完善，打嗝现象会逐渐好转。

61.新生儿便秘了是否可以服用枯草杆菌二联活菌颗粒（妈咪爱）？

妈咪爱是 2 岁以下儿童的药品，其适用于由肠道菌群失调引起的腹泻、便秘、胀气、消化不良等，所以新生儿便秘是适用的。但必须在医生指导下服用。

62.新生儿脐带被粪便污染了怎么办？

如果尿布位置放置妥当，一般情况不会出现脐带被粪便污染现象。此现象可能是尿布放置不对或换尿布时不小心造成的。首先把脐带上的粪便用湿巾清洗干净，然后用 75%的乙醇对脐带及周围的皮肤进行彻底消毒即可。

63.什么时候能给新生儿剪指甲？

有的家长总担心新生儿指甲长而划伤面部皮肤，其实新生儿的指甲很软，一般不会抓伤皮肤。通常是不主张给 1 个月以内的新生儿剪指甲的，如果要剪指甲，需要用新生儿专用指甲刀，避免在剪指甲过程中伤害新生儿指甲周围的皮肤。

64.为什么抚触对新生儿发育有好处？

经过长期研究，抚触有利于增加新生儿生长激素的分泌，促进食欲和睡眠，因而促进其生长发育，使身体更健康，关节更灵活。加快新生儿适应外界的能力、增强应激能力。帮助增强新生儿的免疫力，增强抗病能力，促进疾病康复。同时抚触能促进新生儿神经系统发育，提高其智商和情商，促进心理发育。增强肠蠕动，增进食欲，加快对食物的吸收，使新生儿体重增加。在进行抚触的同时，还能促进父母与新生儿情感联系。

65. 新生儿抚触时有哪些注意事项？

根据新生儿状态决定，抚触时间一般为 10~15 分钟，注意新生儿饥饿时或进食后 1 小时内不要进行新生儿抚触。抚触以每日 1~2 次为佳，建议最好在沐浴后进行。抚触前应先将双手揉搓温暖，抚触力度以使新生儿皮肤微红为宜，并注意与新生儿交流。在抚触进行到任何阶段，如出现以下反应，哭闹、肌张力提高、神经质活动、兴奋性增加、肤色出现变化等，应停止抚触，对新生儿进行安抚，无效时应完全停止抚触。

66. 新生儿的房间是否需要通风？

新生儿居住的房间适宜室温为 22~24℃，湿度为 50%~60%。尽量选择朝阳、光线充足、空气流通、清洁、相对安静的房间。为了保持新生儿房间空气清新，应注意每日开窗通风，但要注意通风时不要让风直吹新生儿。

67. 夏季新生儿的房间能用空调降温吗？

为维持室温，夏季应注意房间通风，室温过高时，可用电扇吹墙壁、湿布拖地、开空调等来调节。夏季室外温度高达 37~38℃甚至更高时，可以使用空调将室温控制在 24℃左右。室内外温差不超过 10℃，给新生儿提供舒适的环境。空调也不必 24 小时连续开机，一般在白天可以间断开几次，夜晚开窗通风即可。

68.如何给新生儿一个安全的家居环境?

新生儿床品要清洁、干燥舒适,用品以纯棉为好。枕头、被褥经常日晒,被套、床单经常清洗,新生儿床的床边要柔软有安全护栏。选择环保无污染且符合月龄的玩具,避免小儿接触小珠子、硬币、别针等。小新生儿卧室不适宜养盆栽鲜花、植物,以防过敏。

69.新生儿夜间睡觉需要开灯吗?

视觉系统在新生儿出生时是最不成熟的系统。如果新生儿持续暴露在高亮度的光线下,很少有日夜的变化,使新生儿无法建立昼夜节律,深睡眠时间短,体重增长缓慢。所以,建议在新生儿夜间睡眠时将光线调暗。

70.新生儿要用枕头吗?

新生儿期是不适合用枕头的。刚出生的新生儿头部几乎与肩同宽,平躺时,背部和后脑在同一平面上,侧卧时,头和身体也在同一平面,因此可以不用枕头。3个月后婴儿开始学习抬头,脊柱就不再是直的了,脊柱颈段开始出现生理弯曲,同时随着躯体的发育,肩部也逐渐增宽,这时就可以给婴儿使用枕头。枕高4cm左右,长度和婴儿的肩同宽即可。

71.新生儿出生后不捆绑就长不好的说法对吗?

这种说法是不正确的。过去有些传统的做法,认为新生儿绑腿会避免长成"罗圈腿",这是没有科学根据的。新生儿上肢和下肢如果强行捆绑,会限制新生儿四肢的活动和影响生长发育。所以平时在新生儿觉醒的时候,要为新生儿穿宽松的衣服,不妨碍四肢活动，多做运动，这样对新生儿的生长发育很有益处。

72.如何正确托抱起新生儿？

先使用左手托住新生儿头、颈、肩，右手托住臀部和腰，顺势用右上肢夹住新生儿的腿，夹好后松右手，松开的右手托住新生儿头、颈、肩，将新生儿头放在左侧臂弯里。动作要轻柔，不要太快、太猛，即使新生儿哭闹，也不要慌张。

73.如何为新生儿更换衣服？

为了保持新生儿舒适和清洁，要适时为新生儿更换衣服。首先要做环境准备，先关闭门窗，防止对流风，准备好清洁的衣服。脱掉旧衣服后，将新生儿抱于新衣服上，使其呈仰卧位。协助新生儿将一侧上肢穿于同侧袖子内，从袖口处接应上肢并轻轻拉伸，将整只胳膊穿好。同样方法，将另一侧袖子穿好。将一侧前襟压于另一侧上，系好带子，上衣穿好。将裤子套于双腿上，抬高臀部，慢慢提裤子到新生儿腰部。将上下身衣服整理平整。注意要动作轻柔，遇哭闹明显先暂停操作，安抚，待安静后再进行。

74.如何正确为新生儿使用纸尿裤？

正确穿纸尿裤的方法：首先把新生儿平放在床上，用手握住新生儿的双脚，抬起新生儿的臀部，将纸尿裤带有粘贴带的一侧放在新生儿臀部下面，另一侧反折到新生儿腹部，然后粘贴，将纸尿裤整理平整，松紧一定要适度，以两侧可容纳一指为宜。

75.为什么新生儿几乎整天都在睡觉？

新生儿睡眠发展的变化和大脑发育有密切关系。其睡眠变化表现为每日总的睡眠时间缩短，睡眠周期逐渐延长，浅睡时间相对少，夜间睡眠时间延长和昼夜节律形成等。新生儿期每日睡眠时间平均为 16 小时（14～20 小时）。每个睡眠周期约为 45 分钟，在一个睡眠周期中浅睡眠和深睡眠时间约各占一半。新生儿大多数时间是在睡觉，由一个睡眠周期进入另一个周期。每 2～4 小时醒来要吃奶，并睁开眼睛觉醒数分钟到 1 小时。

76.如何唤醒嗜睡的新生儿？

唤醒新生儿时要和其温柔地说话，轻拍或按摩新生儿的背部，轻握四肢，轻轻抚摸其前额、脸颊和嘴唇；也可以试着哺乳唤醒，把奶挤到新生儿嘴唇上，在新生儿吸吮时，轻轻地抚摸新生儿的头发。在新生儿快动眼的浅睡眠阶段容易唤醒新生儿，如双眼紧闭，但可见眼球快速转动，小手、嘴唇有轻微活动。

77.新生儿喂饱了为什么还会经常啼哭？

新生儿啼哭是一种本能反应，由于不会讲话，啼哭则是他们语言表达的一种形式，是与父母交流的方式和对内外环境刺激与要求的反应，这是正常现象，也是主要的活动和锻炼方式。哭，有利于肺部的扩张，可以使新生儿胸廓和腹部的活动加大，使喉部发育加快。新生儿啼哭原因分为生理性需求和患病两种。生理性需求引起的啼哭可包括冷、热、饿、尿、便、困、怕等。患病引起的啼哭指异常的啼哭，如感染，疼痛等身体不适时的啼哭，父母应注意观察新生儿情况，及时发现异常。

78.新生儿的肚子为什么看起来很大？

新生儿腹肌发育不完善，腹壁比较松弛而受胃肠充盈的影响造成腹部膨隆。有些家长会把新生儿的腹部膨隆误认为是腹胀，其实这是正常现象。随着新生儿年龄的增长和腹肌逐渐发育，腹部会逐渐平坦。此时新生儿的家长要选择合适型号的纸尿裤和衣服，不要给新生儿穿过紧的衣裤，束缚新生儿。尤其勒紧腹部会影响消化系统的运行和肠蠕动，限制了吃奶量，长期这样会导致新生儿营养不良。

79.新生儿要补钙吗？已经吃钙片的新生儿还用晒太阳吗？

新生儿如需要补钙，钙和鱼肝油要同时服用。小儿补充钙和鱼肝油是防止佝偻病最有效的方法。母乳喂养的新生儿可以从母乳中获得钙，所以可以晚一些开始补钙，但是鱼肝油要持续服用。

阳光中的紫外线照射到皮肤上，会使皮肤中的 7-脱氢胆固醇转化成维生素 D，这样才能促进钙质吸收，从而起到预防和治疗佝偻病的作用。所以在补钙的同时也要晒太阳。

80.如何为新生儿准备衣服？

首先，对新生儿的内衣、外衣要求不同。新生儿内衣的更换频率要远远高于外衣。父母为新生儿购置衣物时，内衣数量要 2 倍于外衣。因新生儿肌肤娇嫩，在内衣的选择上一定要吸湿、排汗功能比较好的天然纤维，如棉制布料等作为首选。而外衣则在功能上比较讲究保暖、抗风等实用作用。在新生儿服装的样式选择上要求功能性明确，既要方便父母，又要让新生儿有舒适的感觉。两件式的衣服容易穿脱，伸展性强的连身装比较适合新生儿。新生儿的服饰上一般没有扣子，是因为怕新生儿误食而造成危险，所以改用系带的方式。最适合新生儿的领型就是圆领，不会因衣物摩擦新生儿颈部而感到不舒服。夏天，领口要放低、加

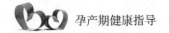

大，较易透气；而冬天则要缩小、加高，方便保暖。

81.新生儿的衣服颜色、质地有无要求？

新生儿的衣服用什么颜色的没有严格规定，但应该偏向于浅色系。质地选择很重要，如棉质，质量要好，不褪色，要宽松透气。新生儿每日沐浴后需更换清洁衣服，换下衣物要用新生儿专用洗衣液或皂液洗涤，挂在阳台通风晒干，使用新生儿专用盆或专用小型洗衣机，不要与成人衣物混在一起洗涤。

82.一定要为新生儿准备小床吗？什么样的小床好呢？

为了妈妈随时照料新生儿方便，应在妈妈的床边放置一张属于新生儿的小床。选择小床的要求，首先要结实、安全；其次要有栅栏围绕四周，栅栏间距小于 6cm，让新生儿拳头可以伸出，但头部决不能伸出；床垫不可过于松软，栅栏要比床垫最少高出 50cm；为避免风直吹新生儿头部，可以在床头侧摆放大毛巾挡风；床栏上，在新生儿容易看到的位置上可挂些颜色鲜艳的玩具。

83.如何选择尿布？

新生儿皮肤娇嫩，皮肤防御功能差，任何不良刺激均有可能造成臀部不适甚至臀红的发生。所以尿布要选择柔软、吸水、透气性好的纯棉材质，也可以选择吸水能力强，回渗性小的高质量一次性纸尿裤。使用尿布时注意及时更换，保持臀部干燥。纸尿裤在使用时要按体重选择合适的型号。

84.为什么新生儿要减少人员探视？

因为新生儿免疫力低下，而探视人员面部、头部及口腔中的病菌很容易对新生儿娇嫩的皮肤及身体构成威胁，很可能将病菌带给新生儿，所以在新生儿期尽量减少探视人员。

第三节　新生儿预防保健

85.携带乙型肝炎病毒的母亲所生的新生儿为什么要打疫苗？

当前国内外阻断母婴间乙型肝炎病毒传播的最佳措施是新生儿出生后注射乙肝疫苗和高效价免疫球蛋白（HBIG），乙肝免疫球蛋白中的乙肝表面抗体可中和新生儿体内的病毒，清除病毒，使新生儿免受感染。

86.乙肝疫苗一共打几针？

目前，我国乙肝疫苗接种采用的是 0、1、6 方案（出生时、出生后 1 个月、出生后 6 个月，共注射 3 次）。这样至少可使70%～90%的新生儿免受其母体乙型肝炎病毒的传播。

所有的新生儿都有被乙型肝炎病毒感染的可能，所以新生儿必须接种乙肝疫苗。新生儿第一针乙肝疫苗在出生后 24 小时以内接种，越早接种越好。

87.卡介苗是预防什么的？

卡介苗是预防结核病的疫苗。在新生儿出生 24 小时接种卡介苗，2～3 周后常出现红肿、硬结（1cm × 1cm），中间逐渐变形、变软，形成黄色小脓疱，自行破溃后形成溃疡。最后结痂脱落，留下一永久性圆形瘢痕。卡介苗接种部位平日不用特殊护理，注意观察上述症状，不要挤压。

88.新生儿注射疫苗后会发热吗？

首先疫苗要在新生儿身体状况良好的情况下进行接种。接种前要先测体温，若有发热要推迟接种，未完全恢复健康前暂缓注射，但应在康复后及时补接种。接种后，当日不要洗澡，也不能让新生儿太疲劳。新生儿属过敏体质者，应告知医生。有些疫苗注射后会产生物理性发热，体温升高到 39℃，但不要立即吃解热药，应多喝水，观察 1 日。如果不退热，就要到医院就诊，按医嘱用药，以免用药不当，影响疫苗效果。一般疫苗性发热，24 小时后就自动消失。还要注意观察新生儿的精神状况和食欲。

89.什么是新生儿疾病筛查？为什么新生儿要进行新生儿疾病筛查？

新生儿疾病筛查是指在新生儿早期通过实验室血生化检测方法对一些发病率较高、对新生儿危害严重，且目前已有有效治疗方法的先天遗传代谢性疾病进行筛查，包括苯丙酮尿症及先天性甲状腺功能减退症，以期早期诊断和治疗，避免对儿童发育造成不可逆的损伤。新生儿疾病筛查的实施能够及时发现出生缺陷，提高出生人口素质。

依据《中华人民共和国母婴保健法》，新生儿需要筛查两种疾病，即先天性甲状腺功能减退症和苯丙酮尿症。目前在北京市分娩的新生儿可进行免费筛查。

两种疾病均可造成患儿智能发育严重落后，出生时可无任何临床表现，只能通过血液化验检测出来，一旦出现症状就已经延误了最佳治疗时机。因此要做到早发现、早治疗。新生儿疾病筛查能够使患儿得到早期诊断和治疗，避免新生儿智力低下的发生。

90.什么是先天性甲状腺功能减退症？什么是苯丙酮尿症？先天性甲状腺功能减退症和苯丙酮尿症预后怎么样？

先天性甲状腺功能减退症（CH）简称甲减，是一种先天性内分泌疾病，发病率为 0.3‰～0.4‰。由患儿甲状腺发育不良或激素合成障碍导致甲状腺素分泌不足，造成新生儿期喂养困难、腹胀、便秘，随年龄增长出现身材矮小、智能发育迟滞和全身器官代谢低下。

苯丙酮尿症（PKU）是一种先天遗传性氨基酸代谢异常疾病，发病率为 0.1‰。由于患儿肝脏中苯丙氨酸羟化酶活性降低或四氢生物蝶呤缺失，苯丙氨酸代谢障碍并在体内大量堆积，使大脑发育受到损伤，患儿出现进行性智力发育落后，并伴有毛发由黑变黄、皮肤逐渐变白、惊厥发作、尿及汗液有鼠尿样臭味等症状。

这两种疾病的共同点是越早诊断且及时对症治疗效果越好，对智力损伤的影响越小。这两种疾病治疗方法简单、有效，但需要专业医生的科学指导和家长的紧密配合，经早期诊断和治疗的患儿，他们的智力和体格都能达到正常发育水平。

91.新生儿进行了疾病筛查，家长还需要注意什么？

（1）请您向产院提供有效的联系地址，正确的手机/电话号码，以便在筛查结果异常时，及时通知到您。

（2）新生儿疾病筛查采血时间为出生 72 小时后至 7 日内，并充分给新生儿哺乳；对于各种原因（早产等）未采血者，一般在不超过出生后 20 日，请您带新生儿返回新生儿出生的产院采集足跟血。

（3）新生儿疾病筛查可能发生极小比例漏诊，当您的新生儿出现可疑症状，包括黄疸时间延长、便秘、脐疝、湿疹、频繁呕吐、头发逐渐变黄、尿有特殊臭味、随年龄的增长智能和体格发育落后于同龄儿童等情况，要及时就诊，进一步检查确诊。

92. 为什么要采新生儿足跟血？

采足跟血是为了进行新生儿疾病筛查，依据《中华人民共和国母婴保健法》，目前需要筛查两种疾病，即先天性甲状腺功能减退症和苯丙酮尿症。这两种疾病新生儿出生时可无任何表现，随着年龄的增长可出现进行性智力发育落后，新生儿疾病筛查可早期筛查出患病的新生儿，给予积极治疗，避免新生儿全面智力低下的发生。筛查结果在采血 1 个月后由筛查中心以短信或电话方式通知家长，也可通过网站查询。

93. 新生儿采足跟血后，采血点的皮肤怎么护理？

取血完毕后，用无菌棉签轻轻按压穿刺点，直至出血停止。有一部分新生儿局部血供丰富，需压迫止血较长时间，避免引起局部血肿、皮下淤血等。

94. 新生儿什么时候进行听力筛查？

新生儿初步听力筛查过程（初筛），即新生儿生后 3～5 日（住院期间）做听力筛查。 如果新生儿听力筛查初筛没有通过则要进行再次筛查（复筛），即出生 42 日内的新生儿初筛没"通过"，或初筛"可疑"，甚至初筛已经" 通过"，但属于听力损失高危儿如重症监护病房患儿，需要进行听力复筛。

95.新生儿疾病筛查结果异常时家长需要做些什么？

如果新生儿疾病筛查结果异常，新生儿筛查中心/区县保健院/产院将会电话通知新生儿家长让其带新生儿复查。如果复查结果异常，医生需要对新生儿进行随访管理。如您接到复查通知，一定要及时就诊，绝不能轻视。

第四节　新生儿特殊护理及早产儿护理

96.新生儿脐炎有哪些表现？怎么护理？

新生儿脐炎是断脐时或出生后脐部处理不当而被金黄色葡萄球菌、大肠杆菌或溶血性链球菌等侵染局部所致。新生儿脐炎一般为脐轮与脐周皮肤红肿，伴少量脓性分泌物。严重者可见明显脐部红肿、发硬，脓性分泌物较多并伴有臭味儿。炎症可向周围组织扩散而形成蜂窝织炎等。护理措施是预防感染。应勤换尿布，避免尿液污染脐部。脐部污染或沐浴后的脐部护理为用 75%的乙醇棉签消毒脐部，经常保持脐部清洁、干燥。局部有脓性分泌物者可用碘酒或酒精涂抹，如新生儿同时伴有发热、精神状态差等，应及时就诊。

97.如何早期发现新生儿肺炎？

新生儿肺炎是新生儿时期常见病，可分为吸入性肺炎和感染性肺炎两大类。早期症状不明显，所以一旦出现体温不升、面色苍白、哭声无力、吸吮差等情况，应及时就医。

98.患新生儿肺炎喂奶时注意什么？

新生儿患肺炎时应少食多餐、增加喂奶次数、缩短喂奶间隔时间。宜选择小奶孔的奶瓶、流速慢的奶嘴。如喂奶时小儿同时出现发绀、呛咳，应立即停止喂奶，使其侧身轻叩背部，待症状缓解后可采用抱起喂奶的方法，防止呛咳的再次发生。

99.有时新生儿眼部会有分泌物，如何为新生儿用药？

正确用药方法：左手取一干棉球放于预滴入药液侧眼的下眼睑处，并用示指固定上眼睑。拇指将下眼睑轻轻向下牵拉。右手持药液，以小指固定于小儿前额上，药水瓶口距眼约 2cm，成45°，将规定数量的药水滴于下眼睑，并用无菌棉球轻按眼内眦30~60秒。

100.为什么新生儿会经常出现四肢抖动？

当新生儿听到外来的声响或突然暴露时，会出现下颏及四肢不停抖动，有时能持续数秒。此为新生儿神经发育尚未完善的表现，对外界的刺激做出的泛化反应。因新生儿大脑发育不够完善，对下级中枢的抑制能力较弱，常出现不自主和不协调的动作。睡眠有时也会因突然抖动而惊醒，家长不必担心，这不是病态，随新生儿长大而消失。此时家长可以试着轻轻碰触新生儿任何一个部位，他的反应几乎都是一样的——四肢伸开，并很快向躯体屈曲。

101.新生儿哭闹时肚脐就会鼓出来是怎么回事？

脐疝是新生儿时期的常见病，女孩多于男孩。在新生儿出生后不久即可发现脐部有鼓起的圆形小肿块，小的像樱桃，大的像核桃，当新生儿安静或平躺时小肿块可消失。当腹压加大时如新生儿打喷嚏、咳嗽、哭闹小肿块又会鼓起来，家长用手轻轻压就能压回去，这就是脐疝。患脐疝的新生儿一般并无痛苦，个别可因局部膨胀而有不适感。有的新生儿因为肿块过度膨胀而出现腹痛、呕吐等症状，其是腹腔脏器进入疝孔，造成嵌顿引起，需要及时就诊。

102.新生儿发生脐疝的主要原因是什么？新生儿脐疝如何护理？

新生儿出生时腹肌发育相对不完善，尤其是脐部的腹直肌有间隙，当腹腔内压力增高时腹腔内容物从此处突出，形成脐疝。随着新生儿年龄的增长，腹肌逐渐发育（通常在 1～2 岁，迟者在 3～4 岁），疝孔可渐趋缩小至闭合。

新生儿脐疝护理原则是减少新生儿哭闹、便秘等加大腹压的行为。对患有脐疝的新生儿，要耐心细心地护理，按时喂哺，及时换尿布，注意保暖，避免感冒引发咳嗽等。及时添加钙剂及维生素 D，多晒太阳，防止佝偻病的发生，定期为新生儿做健康体检，观察脐疝的发展情况。

103.新生儿颅内出血是怎么回事？

新生儿颅内出血是新生儿期常见的疾病，其中早产儿颅内出血发生率高达 40%～50%。常有脑性瘫痪、运动和智能障碍、视力或听力障碍、共济失调、癫痫等神经系统后遗症，主要表现为硬脑膜下出血、蛛网膜下腔出血、脑室周围及脑室内出血、脑实质出血、小脑出血及混合出血。

104.锁骨骨折的新生儿护理时注意什么？

锁骨骨折的新生儿护理注意事项：①护理新生儿时应集中进行，避免频繁搬动；②注意观察肢体的血供及活动情况，如皮肤颜色、温湿度、活动时哭闹严重程度；③护理时注意动作轻柔，穿衣服时先穿患侧衣袖，减少刺激。

105.为什么唇腭裂的新生儿喂养困难？

唇腭裂是口腔颌面部常见的先天性畸形，唇裂、腭裂可单独发生，也可同时伴发。唇裂、腭裂或唇腭裂新生儿由于口腔结构条件改变，口鼻腔相通，早期无法形成"腭咽闭合"，导致不能产生口腔负压，吸吮动作不能正常完成，口腔中奶液、黏液易被吸入呼吸道，发生呕奶、呛咳，且食物易溢出，导致喂养困难，营养不良，造成窒息、吸入性肺炎等。另外，由于鼻腔畸形，使其失去阻挡灰尘和对冷空气过滤湿化的作用，易引起呼吸道感染等并发症。

106.唇腭裂患儿如何喂养？喂奶时有哪些注意事项？

尝试母乳喂养：如母亲有喂养需求，需评估患儿食欲、吸吮能力。如患儿有吸吮能力，可尝试直接母乳喂养，使患儿保持吞咽、咀嚼、胃肠消化功能，利于改善营养状况，促进生长发育。如直接母乳喂养困难，可选择特殊（专用）奶嘴奶瓶喂养方式，评估吸吮力、呛咳程度等。选择一般奶瓶及奶嘴喂奶时，可手指堵住唇裂部分，帮助唇部闭合，增强吸吮力。严重者可选择防呛奶特制奶瓶及奶嘴。喂奶时，注意奶嘴硬的部位朝向腭部，使乳汁缓慢流入，避免乳汁反流、吞入过多空气及引起鼻黏膜损伤。如奶瓶喂养呛咳明显，患儿可采用汤匙或小杯喂养，注意少量，多次，缓慢喂入，间断拍背，最好先刺激患儿产生吸吮动作后，缓慢倒入，与吸吮同步，使吸吮吞咽协调。对于唇裂或腭裂患儿胎龄≤34 周，出生体重≤2500g 的早产儿，及时给予鼻饲喂养（需医护人员进行操作）。

任何喂养方式均需抬高患儿头颈部，勿平位，防呛咳。奶瓶喂养时，尽量使患儿下颌贴向胸部，改善吸吮效果，减少进入胃内空气。每次吃奶时，以间断喂养、间断拍背为宜，有助于缓解患儿体力消耗，减少呛咳发生。喂奶后，竖抱患儿，轻拍背部，促进打嗝，再放下，减少反流及呕吐。如果喂奶时出现奶液从鼻部反流，应停止喂奶，轻拍背部，待患儿咳嗽、喷嚏、气道通畅后再喂食。喂奶中，呛咳明显导致肤色变暗、呼吸异常时，应立即停止喂奶，必要时去医院诊治。

107.什么是早产儿？早产儿的体质是否较弱？护理早产儿时有哪些注意事项？

目前，我国早产儿多指孕周满 28 周至不满 37 周时出生，体重为 1000～2500g。早产儿因身体各系统均发育不完善，器官发育不成熟，对外界环境适应能力差，易发生早产儿的各种合并症，如新生儿呼吸窘迫综合征、频发性呼吸暂停、新生儿硬化病、感染、低血糖、佝偻病等。

早产儿相比足月儿有更快的发育速度，也称为追赶性增长，一般在 1 年内完成，只要精心喂养和护理，早产儿的体质不一定会弱。

由于早产儿发育不成熟，皮下脂肪薄，所以出生后必须注意保暖。早产儿休养居室的温度一般应保持在 24～26℃，相对湿度在 55%～65%。早产儿皮肤柔嫩，皮下脂肪少，如护理不当很有可能造成损伤甚至感染，所以早产儿应睡在柔软透气有弹性的软垫上，每 2～3 小时更换体位 1 次。早产儿的抵抗力比足月儿更低，室内应保持恒温、恒湿和空气新鲜，减少人员的探视。由于早产儿的消化能力较差，但生长发育所需要的营养物质又多，所以早产儿应该加强喂养，提倡母乳喂养，可保证早产儿的营养吸收。另外，还应该减少过强的光线、过大的噪声等对早产儿的刺激，如可以通过拉上窗帘降低室内光线等，给早产儿制造一个适宜的生长环境。

108.早产儿都要放在暖箱里吗？放在暖箱是否对新生儿的眼睛有危害？

由于早产儿体温调节中枢发育不成熟，早产儿体温易随环境温度变化而变化。因此适中的环境温度能使早产儿维持理想的体温，并应根据早产儿的孕周、体重、成熟度及病情，给予不同的保暖措施。并不是所有早产儿都要放在暖箱。

暖箱无疑是早产儿维持体温最有效的医疗设施，但住暖箱本身不会对眼睛有危害，对眼睛有害的是不当的用氧方法。在孕 36 周以下、低出生体重、长时间吸氧的早产儿，其未成熟的视网膜发生纤维化，有可能引起牵拉性视网膜脱离和失明，就是医学上说的新生儿视网膜病。所以新生儿住在暖箱里对眼睛无损害。

109.什么是袋鼠式护理？对早产儿有何好处？

袋鼠式护理，又称皮肤接触式护理，是指早产儿在出生后不久从暖箱中取出，使其裸体放在母亲或父亲裸露的前胸中，直接接触肌肤的护理方式。

袋鼠式护理对早产儿起到一种抚慰作用，可以降低早产儿的疼痛反应；可以使早产儿睡眠时间更多、心率更稳定、体温保持稳定；使呼吸暂停的次数减少；可以增加安全感，减弱紧张反应；促进早产儿神经成熟和提高认知的发展。

110.实施居家袋鼠式护理要做哪些准备？

实施居家袋鼠式护理要准备舒适的环境，室温 25～28℃，房间光线可稍暗。舒适的有靠背及扶手的椅子、靠垫、脚蹬，保暖的软毯，镜子。此外家长学会观察新生儿的反应，判断觅乳和饥饿的迹象，帮助新生儿正确含接，熟知母乳喂养的知识。

111.实施袋鼠式护理家长要注意什么？

首先应保持新生儿良好的体位，通常俯卧于母亲胸前，保持头抬高 15°～30°。其次注意保暖，背部及肢体盖以毛巾，也可穿袜、戴帽。整个过程母亲和新生儿要互动，可以用镜子观察新生儿，触摸新生儿，给新生儿倾听音乐或低声呼唤新生儿。注意观察新生儿的反应，一旦发生新生儿不能耐受或生命体征不稳定，应及时停止接触。

112.什么时候新生儿可以进行袋鼠式护理？

早产儿、低体重新生儿在生理状态稳定后，应尽早开始实施袋鼠式护理。袋鼠式护理可以在分娩后、极早期（产后 30～40 分钟）、早期（产后数小时至 1 天内）进行，这三个时期适合生命体征稳定的新生儿。早产儿、低体重新生儿可于中期（重症监护室中病情稳定）和晚期（重症监护室中病情完全稳定）进行。

113.什么样的家长可以对新生儿进行袋鼠式护理?

有进行袋鼠式护理的愿望,并知情同意,并接受印刷品或录像形式的有关宣传、教育,熟知母乳喂养的知识并保证身体健康的新生儿家长。每次做袋鼠式护理时穿着可开身的干净衬衫或袋鼠服,并保证能坚持提供不短于1小时的袋鼠式护理。

114.如何计算早产儿的月龄?

早产儿出生后根据其发育的成熟度,判断其胎龄(即在宫内的周龄和日龄)和体重是否吻合,作为其生长发育的重要资料。而早产儿不应以出生时间作为计算月龄的开始,而是要计算矫正胎龄,即从足月(40周)那天开始计算月龄。

115.什么是襁褓式沐浴?有什么优点?如何为早产儿实施襁褓式沐浴?

襁褓式沐浴是一种适用于早产儿,在康复期增加运动应激、降低自主稳定性、改善皮肤 pH 的沐浴方法,整个沐浴过程中通过类似襁褓的沐浴毯包裹全身而增加早产儿保暖和安全感,使早产儿认为沐浴是一种放松、愉快的经历。

襁褓式沐浴用柔软的沐浴毯在沐浴时减少因蒸发、对流散失的热量,且沐浴毯保留着沐浴的水温,所以起到保暖、保持体温的作用。另外,襁褓式沐浴中应用柔软的沐浴毯可以给新生儿带来安全感,减少沐浴给新生儿带来的不适感和不良刺激。

在为早产儿脱掉衣服后,马上用柔软的沐浴毯温柔地包裹在早产儿身上,将早产儿放低至浴盆处,确保沐浴水温适宜后,平稳地将早产儿放入浴盆。在沐浴过程沐浴毯始终包裹在早产儿身上,直至沐浴结束出水时,立即脱去沐浴毯,用干净浴巾包裹。持续保暖。

116.如何帮助早产儿排出胃内多余气体？

缓慢轻柔地将早产儿竖直抱起，使其贴近照护者的肩膀或靠着前胸，照护者的身体上下移动，还可轻轻走动，这样可以促使其打嗝，排出胃内多余气体，打完嗝后仍竖立位抱着早产儿，直至缓慢放于喂奶或休息体位。

117.母乳喂养对早产儿有什么好处？

早产儿在子宫内的时间较短，发育不完善，免疫和代谢功能都不成熟，因此对感染等疾病的防御功能不足。而早产母乳中含有更多保护成分，可以预防或降低早产儿的常见疾病；可以促进早产儿肠道成熟，提高免疫调节作用；降低呼吸机肺炎，避免慢性肺病；促进神经和大脑的发育；特别是改善 1 岁以后甚至成年后的肥胖、高血压、糖尿病、过敏等的远期不良预后。

118.早产儿如何正确使用母乳强化剂？

早产儿通过喂养和生长的评估，如果是母乳喂养，应添加母乳强化剂。我国 2016 年《早产、低出生体重儿出院后喂养建议》强调了强化营养的时间从校正胎龄 3 个月至 1 岁，要看个体差异，具体使用要遵照母乳强化剂说明和医生的建议。

119.怎样为早产儿做母乳口腔护理？

母乳口腔护理也可以称为母乳口腔免疫疗法，是对早期不能经口摄食的极早产儿，包括喂养不耐受，应用机械通气时，将少量初乳涂抹于新生儿口腔以达到增加免疫保护因子水平，促进生

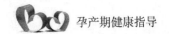
长，缩短住院时间的目的。具体操作：用无菌棉签蘸取少量初乳，擦拭舌、牙龈、颊内侧，3～4 小时 1 次。

第五节　婴幼儿日常护理及口腔保健问题

120.婴儿视觉发育是怎样的？

婴儿一出生就有视觉能力，但是不太敏锐，有短暂的原始注视，在 15～20cm 视觉最清晰。2 个月开始头与眼动作协调，头转动可注视物体；3～4 个月时喜欢看自己的手，追寻活动的物体或人；4～5 个月开始能认识母亲，见奶瓶表示喜悦；6～7 个月目光可随上下移动的物体垂直方向转动；8～9 个月可以注视远距离的物体；1.5～2 岁两眼协调能力好，能区别各种图形；2 岁时能区分垂直线与横线；5 岁时区别颜色；6 岁及以后视深度已充分发展，视力达 1.0。

121.婴儿腹泻如何护理？

婴儿腹泻期间和恢复期应加强并合理喂养，促进恢复，减少体重下降。腹泻脱水患儿，除严重呕吐者禁食 4～6 小时外，其他情况均应继续进食。母乳喂养者继续哺乳，暂停辅食。人工喂养者，可喂米汤、稀释的牛奶、其他代乳品。腹泻次数减少后，可以给予半流食，如粥、面条汤。随着病情好转和稳定逐步过渡到正常饮食。腹泻时，大便次数频繁，而且性状改变，肛门周围皮肤容易发生糜烂，甚至引起溃疡及感染。选用柔软布类尿布，勤更换，每次便后用温水清洗臀部，并吸干局部皮肤上的水分，涂 5% 的鞣酸软膏或 40% 的氧化锌油并保持局部皮肤清洁、干燥，促进局部血液循环，防止尿布皮炎（臀红）的发生。

122.婴儿耳道的分泌物如何处理？

耳道的分泌物是人体外耳道皮肤上的盯聍腺分泌出来的物质，医学上称之为"盯聍"。婴儿的盯聍腺分泌比较旺盛，且外耳道相对狭长，肌肉较松弛，咀嚼东西时关节的力量也不够，平时耳道内的分泌物不容易排出，经常在外耳道形成颜色较深，如黄褐色，很黏稠的油状物，这是正常现象。家长不必处理，如果需要处理，请到儿科的耳鼻喉门诊就诊。

如果耳道分泌物过多，凝结成硬块，就会造成外耳道阻塞。此时一旦耳朵进水，耳道分泌物会自然膨胀，刺激耳道皮肤，也容易导致外耳道炎症，那就应该彻底清理婴儿的耳道分泌物了。因为婴儿耳道狭小，肌肤细嫩，如果使用大人的清理方式，很容易损伤婴儿的耳道及耳膜。同时，婴儿自控能力差，会乱扭动头部，或干脆不配合甚至哭闹，这也会让大人误伤婴儿耳膜。因此，要带婴儿去医院请医生帮助处理，切勿在家强行给婴儿清理耳道分泌物。

123.婴儿能喝蜂蜜水吗？

1岁以下的婴儿是不能进食蜂蜜的，因为蜜蜂在花中采蜜时，难免会将一些有毒、有害的植物花粉采集在内，1岁以下的婴儿进食蜂蜜后可引起中毒或过敏反应。另外，肉毒杆菌在自然界分布极广，极易在蜜蜂采花粉时混入蜂蜜，并在酿蜜时的缺氧环境中大量繁殖，分泌毒性极大的肉毒杆菌毒素。对于肉毒杆菌毒素中毒没有特效的解毒剂。因此1岁以下的婴儿不应吃蜂蜜。

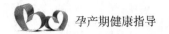

124.婴儿枕秃是什么原因？

大部分的枕秃往往是由于婴儿生理性的多汗，头部与枕头经常摩擦而形成的。

125.婴儿的囟门什么时候闭合？护理时注意什么？

婴儿头部有两个囟门，前囟和后囟。前囟形如菱形，后囟如三角形。婴儿娩出时经过产道颅骨缝稍有重叠，不久重叠现象消失。出生后后囟很小或已闭合，也可延迟至6~8周闭合。前囟出生时为1~2cm，以后随颅骨生长而增大，6个月左右逐渐骨化变小，最迟1.5岁闭合。在平日护理小儿头部时注意不要按压囟门部位。

126.为什么要多和婴儿说话？

在照护婴儿时经常和他们互动、说话，对婴儿期情感发育非常重要。其可以使他们体验到被感知、被关爱，使小婴儿有情感的亲密性和舒适性的体验及愉快和实际有效的感觉体验，对性格的形成、体格的发育与认知、运动和社会的情感发育都有帮助。

127.婴儿安全座椅应什么时候使用？

对于婴儿安全座椅的使用，年龄是参考标准，真正的标准是身高和体重。很多安全座椅都是适合最小4kg的婴儿，也有标明适用年龄的。所以为了保证婴儿的乘车安全，婴儿安全座椅应在出生后就使用。

128.如何计算婴儿体重增长是否正常？

所有婴儿在出生的48小时内，由于细胞外液的水分丢失，都会出现生理性体重下降，但下降程度不会超过 10%，出生后 1 周至 6 个月，每日体重会以 20～30g 的速度增长，所以婴儿体重从出生 1 周后的天数计算对照就可以了。

129.婴儿如何正确补充鱼肝油？

鱼肝油的主要成分是维生素 A 和维生素 D，而婴幼儿需要的维生素 A 是每日 1200～1700U，维生素 D 是每日 400～500U。婴儿应从生后 2 周开始补充鱼肝油，对照说明按婴儿月龄的需要量补充即可。

130.婴儿乳牙有多少颗，乳牙何时萌出？婴儿乳牙出牙的顺序是怎样的？

婴儿乳牙的个数为 20 颗，小儿出牙的时间：一般 4～6 个月开始出牙，2 岁半出齐。当然由于个体差异的存在，乳牙的萌出时间也可能有一定的变动范围。

婴儿的 20 颗乳牙，分别是上排 10 颗，下排 10 颗。乳牙的萌出顺序如下：4～10 个月，乳中切牙萌出，其中下颌的中切牙最早萌出；6～14 个月，乳侧切牙萌出；10～17 个月，第一乳磨牙萌出；16～18 个月，乳尖牙萌出；20～30 个月，第二乳磨牙萌出。至此 20 颗乳牙出齐。

131.婴儿乳牙何时脱落，乳牙脱落的顺序是怎样的？

婴儿 6～7 岁乳牙开始脱落，直至 12 岁为乳牙脱落期，并先后长出恒牙。乳牙脱落的顺序如下：6～7 岁乳中切牙脱落，8～9 岁乳侧切牙脱落，9～10 岁第一磨牙和下颌乳尖牙脱落，10～11

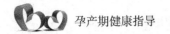

岁上颌乳尖牙脱落，11～12 岁第二磨牙脱落。

132.恒牙有几颗，何时萌出？

恒牙共 28～32 颗，小儿恒牙 6 岁开始萌出，12～14 岁恒牙才完成对乳牙的更换，此时有 28 颗恒牙，性成熟后出第三磨牙（又称智齿）。

133.婴儿何时开始刷牙？

婴儿在未出牙时可使用纱布蘸温水擦拭，开始出牙时使用指刷，出牙后使用小牙刷。牙刷要选择软毛、刷头小的婴儿专用牙刷，婴儿专用牙膏不能含氟，因为婴儿容易将牙膏吞咽下去，如含氟则可能造成氟中毒。

134.婴儿口腔如何护理？

婴儿口腔护理分 4 个阶段进行。

第一阶段：从出生开始，家长每晚为婴儿擦拭口腔，用干净的纱布包裹自己的示指蘸干净水清洗口腔，洗去牙床上的附着物。

第二阶段：从长出第一颗乳牙时，就要给婴儿"刷牙"，用软毛指套牙刷或软毛牙刷刷牙，此种方法持续到婴儿 2.5 岁，直到口腔中的乳牙全部出齐。

第三阶段：为婴儿选择幼儿牙刷，教婴儿正确的刷牙方法。

第四阶段：在婴儿刷牙后，家长再帮助他补刷干净，一直持续到 7 岁。在婴儿学会吐水后，可以使用儿童含氟牙膏刷牙。

135.护理婴儿口腔时有哪些注意事项？

（1）正确使用牙线。

（2）3 岁之后可以使用儿童含氟牙膏刷牙。

（3）3 个月更换 1 次牙刷。

（4）建议在婴儿第一颗牙萌出时去做口腔检查。

（5）对于婴幼儿饮食注意选择富含蛋白质、维生素、矿物质对牙齿发育有利的食物，避免食用含糖、黏性较大的对牙齿发育有害的食物。

136.横刷牙的危害有哪些？

横刷牙是指用牙刷横向来回刷牙，这种刷牙的方式不能达到清洁口腔的目的，还会使牙龈发生擦伤、刺伤，或引起牙龈炎和牙龈萎缩，严重者还可以引起牙颈部楔状缺损。

137.婴儿哪些不良习惯可以引起牙颌畸形？

婴儿经常反复吸吮手指，咬下唇，经常吐舌、舔舌，经常模仿没牙老人的动作等可以导致牙颌发育畸形，如"兜齿""鲍牙"等。

138.如何给婴儿创造安全的睡眠环境？

为婴儿创造安静舒适的睡眠环境，控制好室内温度（24～26℃）、湿度（55%～60%）及光线可帮助婴儿形成良好的睡眠节律。如果室内温度过高，因太热而睡不安稳，需要查看宝宝包裹的是否太多。如果室温太低，因为寒冷而不易睡觉，宝宝手足发凉，可以添加被子或用热水袋来保温。

139.促进婴儿良好睡眠还要注意哪些呢？

要保持婴儿良好的睡眠应做到母乳喂养，按需哺乳，尤其加强夜间的母乳喂养，当母乳不足，孩子吃不饱也会影响睡眠。注意保持婴儿臀部干燥，大小便后及时更换尿布，否则宝宝会感到不舒适而睡不踏实。抚触有利于婴儿的生长发育，增进食物的消化和吸收，减弱应激反应，促进婴儿正常睡眠节律的建立，减少不良睡眠习惯的形成，减少哭闹。

140.婴儿睡眠不好要警惕哪些问题？

低钙血症的早期表现为婴儿睡觉不踏实，遵医嘱给婴儿补钙剂和维生素 D 后即可改善。如果睡眠不安还伴有发热、不吃奶、呛奶等其他症状，应及时去医院就诊。

141.如何判断婴儿睡眠问题？

（1）入睡困难，平均入睡时间≥30 分钟。

（2）频繁夜醒，每夜睡眠转醒≥2 次。

（3）睡眠节律紊乱，白天睡眠时间很难控制，夜间清醒或过早入睡。

上述情况每周发生≥3 次，持续时间≥1 个月表明出现睡眠问题。

142.什么是亲子依恋？为什么要培养亲子依恋关系？亲子依恋有什么好处呢？

亲子依恋是婴儿和照顾者（一般为母亲）之间存在的一种特殊的感情关系，是一种相互的关系。一般形成于婴儿 6～7 个月。婴儿时期是促进形成良好依恋关系的关键时期，增加亲子依恋关系可以满足婴儿的心理需求，对婴儿的心理和人格发展至关重要，并且婴儿长大后能与他人建立正确的人际交往和拥有良好社会适应能力。

亲子依恋对婴儿、父母及家庭、社会均有好处，可以促进婴儿身体发育、语言发育，建立良好的情绪控制能力；促进婴儿的认知、人格和气质的建立、使婴儿有安全感；促进婴儿大脑发育，提高发现、分析、解决问题的能力。增加母子感情，促进家庭成员之间的交流，减少亲子之间的代沟，创造健康稳定家庭环境，形成和谐的家庭氛围。

143. 根据婴儿发育的特点如何进行亲子依恋呢？

　　婴儿的触觉高度发达，皮肤各部分受到刺激会发生不同的反应，要多主动在为婴儿沐浴、抚触、母乳喂养、换尿布等时进行皮肤接触。婴儿从 1 个月起可以感到强烈的气味，并表示不愉快，婴儿专用沐浴液会使他心情愉悦。婴儿期已对不同的味觉刺激有了不同的反应，尤其对甜食会有愉快的面部表情，母乳喂养6 个月后，添加辅食时要色香味俱全，同时加强口腔护理。婴儿出生后对声音就有反应，2 周时可将头转向有声音的方向，妈妈可以用亲切、温柔的语调与婴儿沟通，还可以播放一些优美的音乐，爸爸妈妈要对婴儿经常微笑，使婴儿心情愉悦。

144. 亲子依恋有几种类型？

　　一般情况下，自主型的父母会培养出快乐、自信的孩子，使婴儿形成安全型亲子依恋关系。冷淡型父母会培养出冷淡的孩子，使婴儿形成回避依恋型依恋关系。专注型父母会培养出焦虑的孩子，使婴儿形成矛盾依恋型依恋关系。

145.父母亲怎样做才能与孩子培养良好的亲子依恋关系呢？

首先母亲要对婴儿进行母乳喂养，通过母乳喂养时与婴儿进行语言的沟通建立依恋关系。父亲主要与婴儿做游戏，在游戏中建立良好的依恋关系。父母学会步入"同龄小社会"，尊重和鼓励孩子，训练其自我情绪管理，树立良好的榜样。父母关系要融洽，要创造健康稳定的家庭环境，形成和谐的家庭氛围，这些都有利于亲子依恋关系的形成。

146.如何正确拥抱才能培养良好的亲子依恋关系呢？

父母要学会拥抱宝宝，因为拥抱是人的原始本来需要，是性格智力发展的需求，是人类精神抚慰的需求，在早晨起来、睡前、紧张、害怕时，要表扬孩子或孩子做错事时，父母要张开双臂拥抱宝宝，使他感受到被爱、被关心、被抚慰。

147.婴儿洗澡、抚触中如何培养良好的亲子依恋关系？

父母要参与为婴儿洗澡、抚触等，通过与孩子皮肤的接触让婴儿感到温暖，在护理过程中亲子之间交流时，父母通过眼神、微笑表情、温柔的话语等让婴儿感受父母的爱。

第**8**章

母乳喂养

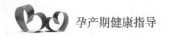

第一节　分娩后母乳喂养

1.母乳喂养对母婴健康有什么长期影响？

母乳喂养不仅对母婴好处众多，而且对长远健康有着广泛的益处。母乳喂养可以降低新生儿成年之后的心血管疾病、高血压、肥胖、2 型糖尿病等慢性疾病的危险。《柳叶刀》2017 年发布的权威数据表明，母乳喂养的新生儿智力测验评分较人工喂养新生儿高 3 分。

对母亲的好处包括：患乳腺肿瘤、卵巢癌的风险降低，绝经期后骨质疏松的发生率降低，母婴的情感链接好，对母婴两代人的身心健康均有长远好处。

2.促进泌乳的最好方法是什么？

增加新生儿儿吸吮次数，使之频繁刺激乳房，神经冲动传递到母亲大脑，促进母体催乳素、催产素释放，建立射乳反射，使乳汁容易流出，为哺乳做准备；催乳素释放，进而进入血液循环到达乳房，刺激泌乳反射，促进乳汁生成，为下一次哺乳做好准备。

3.新生儿出生后什么时候开始吃奶呢？

新生儿出生后有强烈的吸吮需求，自然分娩的新生儿会在医护人员处理脐带后与母亲皮肤接触，新生儿出现觅食反射就会吸吮妈妈乳房，这就是早接触、早吸吮。剖宫产的新生儿要等母亲手术后回到母婴同室病房，在护士的帮助下完成，一般尽量在出生 1 小时开始母婴早期皮肤接触和早吸吮。

4.分娩后产妇什么时候"下奶"?

大多数产妇分娩后 2～3 日就会"下奶",但并非只有"下奶"了乳房里才有奶。产妇"下奶"的快慢与分娩后是否让新生儿频繁有效地在乳房上吸吮有关,吸吮的越频繁,妈妈乳头受到的刺激越多,体内的泌乳素越多,乳汁产生越多。因此"下奶"最快、最有效的方法是让新生儿在母亲乳房上频繁有效吸吮。

5.高龄产妇"下奶"是不是慢?

乳汁分泌的机制是频繁有效地吸吮乳房以刺激泌乳,尽快"下奶",不受年龄影响。当然泌乳也受其他综合因素的影响,如休息、睡眠、情绪、产妇的一般身体状况、营养状况等。

6.产妇喝汤能促进"下奶"吗?吃醪糟可以促进"下奶"吗?

喝汤对泌乳不起决定性作用,喝汤起到的作用是补充水分和部分营养。哺乳或挤奶前摄入液体,如热水、热奶、汤等可以促进射乳反射,适量喝汤可以帮助乳汁分泌,仅靠喝汤而不让新生儿吸吮刺激乳房,也不会分泌更多的乳汁。

哺乳期间母亲因为泌乳,所以应该适当增加液体的摄入,补充汤汁类的东西,吃醪糟也是在补充水分,其他热饮、奶、汤也同样起到补充液体的作用。

7.母乳不足的妈妈如何增加奶量?

亲密育儿,母婴进行皮肤接触;增加母乳喂养频次,按需哺乳,首先提高母乳喂养次数到 8～12 次/日甚至更多,尤其需要增加夜间哺乳次数；鼓励乳房亲喂，让新生儿直接吸吮乳头从而刺激乳房泌乳；避免安慰奶嘴和减少奶瓶的使用；保证妈妈充分的休息，保持均衡的饮食和放松的心态，还有家人的支持鼓励也是必不可少的。

8.什么是生理性乳胀？

受产后体内激素水平的影响，乳房内积聚大量的血液和组织液，加上乳腺腺泡肿胀变大，压迫乳腺导管，会有出奶困难、缓慢的情况发生。生理性乳胀一般发生在产后 3~4 日，两侧乳房同时发生。此时需要勤吸吮，尽可能吸出乳汁，同时可以用冷敷缓解疼痛及肿胀，2 日后应该就会缓解。

9.如何预防乳房肿胀？乳房肿胀如何处理？

分娩后越早开始母乳喂养越好，母婴尽早进行皮肤接触，早吸吮和早开奶，此后做到按需哺乳，频繁有效吸吮是预防乳胀的最好方法。频繁吸吮是指 24 小时内让新生儿在乳房上吸吮至少 8~12 次，不限定吸吮时间、次数、间隔。有效吸吮是指新生儿要含住母亲的乳头和大部分乳晕，另外不可盲目添加配方奶和其他液体给新生儿。

哺乳过程中出现乳房肿胀可以按以下方法解决：按需哺乳，增加哺乳的频率，让新生儿频繁吸吮帮助疏通乳腺管；改善托起乳房的手法，"C"字形托住乳房，手指不要离乳头太近；更换合适和方便哺乳的衣服或胸罩，夜间睡觉时要摘掉胸罩；避免盲目添加配方奶；手工按摩加挤奶疏通淤积在乳房内的乳汁减少母亲疼痛和不舒适感。

10.为什么会产生乳房局部肿胀问题？

乳房局部肿胀可能是固定单一的哺乳姿势造成的，仅吸吮一部分乳房的乳腺管，另一部分乳腺管因为受到的负压较小，可能造成乳腺管流出不畅，因此建议母亲使用不同哺乳体位，如坐位、侧卧位、环抱式等，使乳房中的各个角度的乳腺管都通畅。大乳房的母亲注意托起乳房，改善乳房的引流。

11.乳房肿胀如何改善？

先要找到造成乳房肿胀的原因，针对原因进行解决。处理乳腺肿胀的方法就是将淤积在乳房内的乳汁排出，疏通乳腺管。疏通乳腺管最好方法就是让新生儿在乳房上频繁有效吸吮。也可以采取热敷、按摩乳房、变换哺乳的姿势、将乳汁挤出或吸出的方法改善乳腺肿胀。

12.如何预防乳腺管堵塞？

乳腺管堵塞的原因包括乳房引流差、新生儿无效吸吮、母亲衣服太紧乳房受压、母亲劳累没有频繁喂养等。改进乳房引流的措施：妈妈注意新生儿的含接姿势；变换不同的体位喂奶，避免总用一个固定姿势喂奶，防止局部乳导管堵塞；防止胸罩过紧或手指挤压，避免侧卧时乳房受压；不要限制哺乳时间和次数，保持 24 小时 8～12 次以上的哺乳次数。按需哺乳，不是按哭喂养，即发现新生儿饥饿觅食的信号及时喂养，妈妈奶胀时要主动给新生儿哺乳。如果乳胀时母婴分离，妈妈要及时挤出乳汁，手挤奶或吸乳器吸出乳汁。保证足够的休息，摄入充足的食物和液体，放松可以有利于乳汁的排出。

13.产后乳房胀痛，乳汁流出不畅，新生儿吮吸困难，如何通乳？

产后前几日，乳房会有一个生理性的肿胀期，这时最好的方法就是多让新生儿吸吮，要让新生儿"长在乳房上"。如果新生儿吮吸困难，可以用"C"形手法托住乳房，先挤出部分乳汁，让乳晕处变软便于新生儿含接吮吸。此外，也可以通过手工挤奶或电动吸奶器帮助乳腺管疏通，但操作一定要专业，以避免损伤乳房。

14.产后腋下出现硬块是怎么回事？

排除乳腺炎造成的腋窝淋巴肿大，腋下肿块可能是副乳造成的。因为副乳在体内激素的作用下也会有少量的乳汁分泌，其造成腋下肿胀出现硬块，不过不用担心，也不需要给予特别处理，经过一段时间乳汁就会慢慢吸收，硬块就消失了。

15.乳晕处局部硬结是怎么回事？

除外乳腺本身疾病后，乳晕处局部硬结有可能是产妇哺乳时托起乳房的手法不对造成的，如使用剪刀式手法，或哺乳时为了帮助新生儿含接乳房，用手一直捏住乳晕组织造成局部乳腺管不通。可以局部热敷后用手轻轻按摩有硬结的地方，改善局部血液循环，促进局部乳腺管疏通，以后哺乳时可以用"C"形手法托住乳房哺乳，就不会再出现硬结。

16.双侧乳房根部为什么会出现硬结？

产妇如果是刚分娩初期的几日内出现双侧乳房根部全部是硬结，可能的原因是"下奶"前没有频繁让新生儿在乳房上吸吮

（每日哺乳次数应达到 8～12 次），造成"下奶"前乳腺管没有吸通，突然"下奶"乳汁淤积在乳房内造成硬结出现，或是每次让新生儿没有将一次乳房全部吸空就吸另一侧乳房，每次只是将乳房靠前端乳汁吸出，因此后边的乳腺管不是十分通畅从而造成乳房根部硬结。

17.乳房硬结如何疏通？

热敷乳房 3～5 分钟后，进行乳房按摩，两侧乳房交替进行。将每个有硬结的地方揉软后让新生儿吸吮乳房，或用手、吸奶器将乳汁排出。挤出的乳汁可以喂哺新生儿。也可以变换不同的哺乳体位，新生儿从不同角度吸吮乳房缓解乳汁淤积，在乳房有硬结时，应减少液体的摄入，避免加重乳房肿胀。若母亲乳房较大，乳房下方的乳腺管角度过于屈曲也容易在该部位出现硬结，母亲在哺乳时可以用手托起乳房改善乳导管的角度，利于乳汁排出。

18.产妇乳头平坦或凹陷怎么办？哺乳前怎么护理乳头？

哺乳前若乳房比较肿胀，可稍挤出一些乳汁，使乳晕变软，用"C"形手法托住乳房，使乳晕易连同乳头一起被新生儿含吮，在口腔内形成一个易使吸吮成功的"长奶头"；应取环抱式或坐式喂哺，以便较好地控制新生儿头部，易于固定吸吮部位。哺乳时先吸吮平坦的一侧乳头，在新生儿饥饿时吸吮力强，易吸住乳头和大部分乳晕；若吸吮未成功，可用抽吸法使乳头突出，并再次吸吮；哺乳结束后，可继续在二次哺乳间隙配戴纠正乳头凹陷的纠正罩。

要注意对暂时吸吮未成功的新生儿，切忌应用橡皮乳头，以免引起乳头错觉，给吸吮成功带来更大困难。母亲应每日挤乳 8 次或 8 次以上，用小杯或小勺喂养，同时继续纠正乳头并训练新生儿吸吮乳头的口腔运动。

19. 如何利用负压抽吸纠正凹陷乳头？

纠正凹陷乳头方法如下。

（1）每次负压抽吸 30～60 秒后放松，不可时间过长，每日反复数次；若母亲感到疼痛，可减少负压，防止破坏乳头乳晕处的皮肤。

（2）自制简易负压抽吸器，即用注射器的平滑端罩在乳头上（撤去内栓），此注射器的针乳头处通过一个软管连接另一个注射器的针乳头，用针栓逐渐抽吸，注意针管和乳房之间必须贴紧不漏空气；使用温和的负压，建议用 10～20ml 的注射器；从乳头上拿开注射器时，注意先将针栓推回，减少负压吸力。

（3）哺乳前抽吸数次，数日后通过新生儿反复吸吮，大部分的凹陷或扁平乳头即可恢复正常。

20. 乳头破裂后可以使用乳头护罩吗？

乳头破裂最好的方法是预防，包括新生儿正确的含乳姿势，不要过度刺激和洗护乳头。哺乳后正确释放新生儿口腔的负压再使新生儿离开乳头，防止对乳头的牵拉等。如果乳头已经皲裂，可以涂抹乳汁或羊毛脂维持乳头局部的湿润促进修复，也可以配合使用乳头护罩（有透气网眼的）以利于局部空气流通和乳头的愈合，隔离衣服对皮肤的刺激和摩擦。如果乳头疼痛剧烈，可暂时停止母乳喂养 24 小时，注意及时吸出乳汁维持泌乳，用小杯或小匙喂养新生儿。

21.怎么预防乳头皲裂？严重的乳头皲裂怎么办？

很多产妇担心喂奶会发生乳头皲裂，其实这种情况是可以避免的。首先，孕期不能过度清洗乳房，乳头上的皮肤十分娇嫩，乳晕处的蒙哥马利腺分泌的物质能起到润滑和保护作用。其次，要学习正确的含乳技巧，让新生儿张大嘴巴，含住乳头和乳晕，使用正确中断离乳的技巧以减少负压对乳头刺激。每次喂完奶，可以挤出两滴脂肪含量丰富的后奶，涂抹在乳头和乳晕上，短暂暴露和干燥乳头，因乳汁具有抑菌作用且含有丰富蛋白质，能起到修复表皮的功能。

出现乳头皲裂的护理措施：①观察母亲哺乳时新生儿的情况。如果在哺乳时新生儿只含接乳头而未含住大部分乳晕，就易发生乳头皲裂。发生乳头皲裂后，最重要的是改变新生儿在乳房上的含接姿势。②如果已经出现皲裂，可以用天然羊毛脂乳头修护霜，保持乳头湿润，促进伤口愈合，喂奶时不要洗掉，可以让新生儿直接吸吮，避免使用哺乳前需擦去的油膏。

22.乳头皲裂后如何喂奶？

哺乳过程中出现乳头皲裂，产妇可以采取以下方法：①因为新生儿吸吮第一侧乳房时的吸力较大，效率较高。先用疼痛较轻的一侧哺乳，减轻对另一侧乳头的吸吮力，以防乳头皲裂加剧。②皲裂时，缩短喂奶时间，一般每侧 10 分钟左右可提供90%的乳汁；避免长时间非营养性吸吮对乳头的刺激。可以缩短喂奶间隔（增加喂奶次数），并试用不同体位。③穿戴棉制宽松内衣和胸罩，并放置乳头护罩（有透气网眼的），以利于局部空气流通和皮损的愈合，避免衣服对乳头的摩擦刺激。④如果乳头疼痛剧烈，可暂时停止母乳喂养 24 小时，但应将乳汁

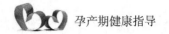

挤出，用小杯或小匙喂养新生儿。

23.产妇乳头皲裂，又出现很严重的涨奶，同时新生儿不吸吮怎么办？

乳房肿胀可能是新生儿无效吸吮造成的或母亲主观认为母乳不足而盲目给新生儿添加配方奶引起的。如为无效吸吮新生儿不能将乳房中的乳汁吸出，同时还会很快将乳头吸破，形成恶性循环。如果新生儿添加了配方奶，妈妈乳房没有频繁地被吸吮，乳腺管没有通畅，乳汁就淤积在乳房内。乳房涨奶时，可能将乳头拉平，新生儿不好含接而不爱吃奶，可以先将乳晕下方的乳汁挤出一些，这一部分组织变软后新生儿就容易含接了。

24.每次哺乳前需要用湿纸巾清洁乳头吗？

没有必要。母亲每日 1 次日常清洁身体即可，不必特意每次哺乳前擦拭乳房、乳头。母亲乳头上的菌群和新生儿的肠道菌群一致，不是致病菌。若每次哺乳前用湿纸巾频繁擦拭乳头，易破坏乳头周围的皮脂保护层，抵抗力下降，过度清洗还易发生乳头皲裂。

25.乳头大的产妇喂奶怎么办？

其实每个新生儿都能适应自己母亲的乳房。遇到乳头大含接困难时，母亲应频繁地与新生儿进行皮肤接触，只要新生儿感兴趣，他就会不断地尝试如何含接乳头，很快就能掌握含接的方法。

26.如何使用乳盾？

首先选择合适的尺寸型号，罩顶端的宽度要和母亲的乳头匹配，避免过松或过紧。使用前用热水或温水清洁湿润，或涂抹一点乳汁或天然羊脂膏，有助于乳盾和皮肤紧密贴合。将乳头对准乳盾的顶部，手指轻轻压住边缘固定。避免新生儿含乳过浅，否则无法有效地吸出乳汁。根据情况及时停止使用乳盾，也许数日或长达数月，必要时寻求泌乳顾问的支持。

27.什么是乳头白点？反复出现乳头白点如何护理？

乳头白点，又称乳头水泡，由于浓稠的母乳致乳头开口阻塞乳汁不能流出。一般只有针尖大小，或稍微大一点。乳头白点不一定是白色的，也可能有些偏粉色或淡黄色。白点旁边的皮肤有可能会发红或发炎。乳头白点可能会引起哺乳时乳头疼痛。

引起乳头白点的常见原因有乳汁过多、乳房某处压力过大、乳腺管阻塞、乳头真菌感染、乳头损伤、不正确的含乳姿势。母亲可以选择温水浴，温湿敷软化乳头局部；哺乳前用橄榄油或食用醋轻轻按摩乳头并立即亲喂让新生儿帮助吸通；刺激泌乳反射后用手指或手掌以母亲自己能承受的力度把硬块部分向乳头方向轻轻推揉，将表皮已软化的白点吸破移除。如果以上方法全部无效，需要尽早就医，必要时需要用无菌针将白点刺破挑开。找出并解决引起乳头白点的根本原因，如乳头真菌感染，遵医嘱使用抗真菌药物，母婴同时治疗。饮食要注意营养均衡，减少饱和脂肪的摄入，或每日服用 3～4 次 1200mg 的卵磷脂胶囊，有助于分解脂肪颗粒，防止聚集成团。

28.剖宫产术后产妇没有进食能有奶吗？

乳房在孕期大量激素的作用下已经做好了泌乳的准备，无论什么方式分娩，只要胎儿、胎盘娩出，母亲体内的泌乳激素就会升高，乳汁随之产生，新生儿频繁吸吮乳房能刺激泌乳素、催产素的不断分泌。因此频繁吸吮乳房既能促进"下奶"，还能促进子宫收缩，减少产后出血。剖宫产的产妇有时"下奶"比阴道分娩的产妇慢是因为手术后伤口疼痛，活动受限减少了喂奶的次数和时间，乳房没有得到足够的吸吮刺激，加之排气前不能进食，"下奶"可能会慢一些。其实"下奶"与分娩方式无关，而与乳房是否得到有效吸吮、频繁刺激有关，因此按需哺乳、频繁有效吸吮乳房，剖宫产的母亲一样可以纯母乳喂养。

29.剖宫产母亲哺乳时有何注意事项？

剖宫产的母亲由于术后腹部伤口疼痛，不方便频繁哺乳，所以需要更多的支持，协助母亲采取舒适的体位，做好早接触、早吸吮，按需哺乳、频繁有效吸吮乳房，促进母乳喂养的早期建立。

30.剖宫产的产妇"下奶"比阴道分娩的产妇"下奶"慢，是吗？

乳汁分泌与分娩方式关系不大，重要的是分娩后就开始按需哺乳，如新生儿频繁有效地吸吮，母亲很快就会有"下奶"的感觉，乳汁的分泌量就会增加。剖宫产术后可能由于术后疼痛，不便于频繁喂哺小儿；只要协助母亲频繁有效喂哺，不会影响"下奶"速度。

31.剖宫产术后用药对哺乳有无影响，可以继续哺乳吗？

如果剖宫产术后需要用药，医生会考虑到哺乳问题，因此产妇不必忧虑，是可以哺乳的。医生开的药物应该遵照医嘱一直服用完或询问医生是否继续服用。在此期间应频繁哺乳，促进乳汁分泌。如果应用的药物从乳汁中代谢不能哺乳的，应定时挤奶，维持泌乳。

32.使用分娩镇痛（麻醉药物）的产妇可以母乳喂养吗？

使用分娩镇痛的产妇可以母乳喂养，但是需要支持者更多耐心、更长时间使母婴皮肤接触和帮助采取舒适的体位。刚开始新生儿的觅食反射和吞咽反射可能延迟；新生儿可能会比较嗜睡，母乳喂养往往会被延迟；新生儿吸吮、吞咽和呼吸的能力不协调；临近分娩时使用镇痛药或麻醉药在新生儿体内存留的可能性越大，被抑制的时间可能越长。

33.产后出血多会影响"下奶"吗？

一般不会影响，分娩后母亲应尽快与新生儿早接触，达到早吸吮、早开奶，且新生儿吸吮乳房有利于母亲的子宫收缩，减少出血。同时产妇要注意饮食上多吃一些补血的食物（补铁），如枣、小米粥、桂圆、莲子、动物血等，如出血量大则要及时就医。

34.母乳喂养影响母亲体形吗？

不会影响体形，哺乳和乳房分泌乳汁都会消耗妈妈体内的能

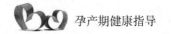

量，因此哺乳的妈妈产后体形恢复更快。

35.新生儿嗜睡总不醒，不爱吃奶怎么办？

刚出生的新生儿睡眠时间较长，如果新生儿睡眠时间超过3~4小时还没吃奶的需要，可以用温和的方式，如查看尿布、抱起、抚摸等方法唤醒新生儿后哺乳，有时新生儿处于半醒状态，可将新生儿放在乳房上即可喂奶，若吃的时间短就睡着了，或吃吃睡睡，可以温柔抚摸新生儿使之继续吸吮。

36.新生儿大便每日应该多少次？什么样是正常的？

母乳小儿大便的次数变化幅度较大，个体差异较大，可能每日2~5次，也可能数日不排便，主要需要观察小儿大便的性状，纯母乳喂养的新生儿大便为黄色、糊状，如果小儿大便是粪水分开或有黏液、血丝，应查找原因纠正。如果小儿的大便量少、呈绿色可能是饥饿便，若量大或有颗粒、奶瓣可能是消化不良。

37.母乳喂养时，新生儿的鼻子会不会被乳房堵住？

这和母亲的哺乳体位有关。无论什么体位正确地含接好乳房，鼻子就不会被堵住。卧位哺乳时母亲侧位喂奶，哺乳侧的手臂不要环抱新生儿的头部，一旦新生儿吃奶时鼻子被堵，也不至于妨碍新生儿头部后仰，从而造成危险。母亲也不要害怕新生儿鼻子被堵就按或捏乳房，如果按捏乳房则时间久了这部分乳房组织就易出现硬结，这是因为乳腺管受压阻力大不容易通畅。

38.新生儿只吃一侧乳房，另一侧乳房的乳汁不挤出来会不会变坏？

如果新生儿只吃妈妈一侧乳房就饱了，另一侧乳房的乳汁不必挤出，如果挤出乳汁就会造成乳房下次产生更多的奶，这样不仅会增加妈妈的工作量和身体负担，还会造成乳汁的浪费，除非上班前要储备乳汁，否则不需要挤出，乳汁也不会在乳房中变坏。

39.新生儿吃不了几口就睡着了，刚放下就又哭了怎么办？

这可能是新生儿没有进入深睡眠，也可能是放在小床中没有安全感，可将其放在靠近母亲的地方，方便母亲随时哺乳，哺乳后不必搬动新生儿。

40.如何纠正乳头错觉？

新生儿使用奶瓶喂养，容易导致新生儿不愿意吸吮母亲乳头。原因是橡皮奶嘴的乳头长、乳孔大，新生儿用奶瓶时得到乳汁容易，而从乳房吸吮费力，这就容易造成乳头错觉。纠正乳头错觉有些困难，最好避免发生乳头错觉。纠正乳头错觉时母亲要有耐心，有时新生儿哭闹不愿含接母亲乳头，要频繁地进行母婴皮肤接触，把新生儿放在乳房上，只要他感兴趣就尝试着让他吸吮乳房，过一段时间就会被纠正过来，最重要的是不要让新生儿再接触奶瓶、奶嘴。

41.为什么建议母乳喂养的产妇要多种体位喂奶？

多种体位哺乳可以预防乳房局部出现硬结，因为单一的哺乳

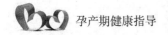

姿势，新生儿只能将一部分乳腺导管吸通，有可能造成局部乳房硬结，乳汁淤积，所以要变换体位哺乳。

42.半躺式母乳喂养的好处是什么？

半躺式母乳喂养又称生物养育法，这种哺乳姿势妈妈容易放松，新生儿更容易释放先天的本能，有利于新生儿含接乳头。对于一些困难的哺乳，如舌系带短、乳汁过冲、早产儿、低体重儿、剖宫产的新生儿，采用这种方式更容易实现母乳喂养。

43.正确的喂奶体位和含接姿势是什么？

正确的喂奶体位要点：①新生儿的头和身体保持一条直线；②母亲的身体贴近新生儿；③如果是新生儿，母亲还要托住新生儿的臀部。

正确的含接姿势要点：新生儿的嘴张大，下唇向外翻，将母亲的乳头和大部分乳晕含在口中；吸吮时新生儿的面颊鼓起呈圆形；舌头呈勺状环绕乳晕，其下颌贴近母亲乳房。

44.产妇夜间能否用吸奶器将乳汁吸出后喂哺新生儿？

如果妈妈是母乳喂养，无论白天还是晚上，都建议妈妈自己喂，这样最安全和方便，若用吸奶器吸出喂哺，乳汁容易被污染，而且乳汁的温度也会下降。因此，如果不是母婴分离，应尽可能让母亲直接喂哺。

45.新生儿哺乳后需要每次都拍嗝吗？

有时新生儿在哺乳之前哭闹，这时可能有气体吞入，哺乳后可以将新生儿竖立抱在胸前轻轻拍拍后背，不一会气体就会从胃内排出。有的新生儿在吃奶时没有哭闹，哺乳时含接乳头很好，因此没有气体吞入，即使是哺乳后拍嗝也没有。因此每次喂完奶看情况进行拍嗝。如果夜间哺乳每次都拍嗝就会影响母亲和新生儿休息。

46.新生儿不停打嗝怎么办？

当新生儿的膈肌受到冷、热刺激的时候，就会打嗝。其实打嗝对他没有太多影响，可以通过喂奶、变化体位或刺激啼哭等方法，大多很快缓解。

47.产后复查时新生儿体重增长不理想是什么原因？

如果是母乳喂养，应该询问母亲的喂养情况。是否是按需哺乳；是否每次让新生儿同时吃到前奶和后奶；是否喂母乳的同时又给新生儿加了水等。排除了这些原因，只要加强喂养，新生儿体重很快就会达到正常体重标准。

48.母乳喂养的新生儿哭闹、不睡觉是母乳不足吗？

评估母亲是否掌握判断母乳是否充足的指征，母乳是否充足根据是否按需哺乳、每日哺乳的次数、新生儿的大小便、体重增长情况等判断。部分母亲把新生儿哭闹、不睡觉、总想吸吮乳房等都认为是母乳量不足。其实新生儿每次哭闹的原因有很多，如需要有人陪伴、搂抱、大小便、疼痛、冷热不适等。母亲应该逐渐解读新生儿的需求。还有新生儿不睡觉可能是还没有养成良好的睡眠习惯或独自睡在小床中没有安全感，可采取母婴同室、同床、同睡方法，这样也方便母亲夜间哺乳。

49.新生儿总吃"夜奶"，晚上产妇频繁起夜怎么办？

新生儿夜间吃奶是身体生长的需要，尤其出生前 4 个月，是生长发育的飞跃期，每隔两三小时可能就要吃一次，妈妈应按需喂养，尽量满足。新生儿频繁吃奶还能更好地刺激泌乳素的分泌，刺激越多，乳汁才能越充足，而且夜间的泌乳素分泌更多。为了减轻疲惫，母亲最好跟新生儿作息同步，晚上可以采用侧卧位哺乳帮助减轻疲劳。注意，哺乳乳房同侧的手臂避免搂住新生儿头部，遮挡口鼻，可用对侧手臂搂抱新生儿的臀部即可，这样的体位比较安全。夜里喂一两次也正常，但太过频繁，就要注意观察新生儿是否有身体不适。

50.产妇乳量少，能否这次不喂下次一起喂？

乳房中的乳量不是越积累越多，它与乳房排空的频繁度有关，乳房排空的越频繁，产生的乳汁就会越多，如果延长了哺乳的间隔时间，乳汁就会越来越少。

51.新生儿有时吃一会儿停一会儿正常吗？

正常。新生儿吃奶的时候会出现暂停现象，过一会儿又开始吸吮，如果暂停的时间比较长，妈妈可以抚摸新生儿的身体，新生儿就又开始吸吮了。

52.什么是新生儿快速生长期？

当新生儿生后 2 周、6 周、3 个月时，会出现生长过快性饥饿现象，这属于新生儿快速生长期，这时新生儿会要求频繁吸吮母亲的乳房，每次吸吮的时间可能会延长，这样就会刺激母亲随后的泌乳量逐渐增加，只要坚持按需哺乳，母亲分泌乳量很快就会增加，以满足新生儿快速生长发育的需要。

53. 新生儿处于快速生长期时，母乳量不足怎么办？

新生儿在出生后 2 周、6 周、3 个月时会出现快速生长性饥饿，新生儿总是想吃奶，母亲就会担心自己的奶不足。只要做到频繁地吸吮、刺激，乳汁分泌量就会很快增多，达到新的"供需平衡"。

54. 怎么判断新生儿是否吃到足够母乳？

判断新生儿是否吃到足够母乳可以采取以下方法。

（1）观察小便：出生 1 周后每日小便在 6 次以上，颜色清亮。

（2）观察大便：每日有规律正常的黄色软便（大便没有泡沫，没有异常颜色）。

（3）观察体重：出生 10 日后体重逐渐恢复到出生体重，以后体重逐日上升，平均每周增长 150g，满月增重 500～600g 以上（0～4 个月平均月增重 700～800g 即可，5～12 个月以后月增重 400～600g）。

（4）按需哺乳时听到新生儿吞咽声，新生儿平均每吸吮 2～3 次可以咽下一大口乳汁，如果连续 15～20 分钟，吸吮力慢慢变小，自动松开乳房说明他已经吃饱了（乳汁分泌旺盛时，哺乳前几分钟每次吸吮均可听到吞咽声）。

（5）两次喂奶之间新生儿安静，有满足感，或安静入睡。

（6）哺乳前母亲有乳房充满感，哺乳时有下乳感，哺乳后乳房柔软。

（7）饥饿时表现：哭闹不安，但哭声洪亮，体重增长缓慢或不增加，大便色泽偏绿色。

55.如果产妇真的没奶怎么办？

绝大多数产妇主观认为自己没奶或奶不足，认为挤不出来就是没奶，或新生儿总需要频繁吸吮乳房就认为没奶。真正没有奶的产妇很少，分娩后乳房就开始分泌乳汁，可以通过观察产妇乳房、新生儿体重和大小便等判断入量是否足够。乳汁分泌确实不足时，医护人员会根据指征给新生儿添加配方奶，并且使用不易引起乳头错觉的方法，如应用小杯、小勺、小管乳旁加奶等。

56.什么情况下需要给新生儿添加配方奶或糖水？

这主要通过小便次数和性状，还有体重情况来评估，未满足下述情况之一则需要添加配方奶。出生最初几日的小便次数：1～3 日的新生儿小便次数 1～3 次，3～5 日的新生儿小便次数 3～5 次；正常小便清亮、尿味不重或未出现尿浓缩现象即红褐色的尿结晶盐；体重下降累计未超过出生体重的 10%，第 4 日开始体重回升，7～10 日恢复至出生体重。

57.新生儿总是要吃奶，是不是说明乳量不足，要加配方奶吗？

母乳是否充足主要通过新生儿小便次数、性状还有体重情况来评估，如果是纯母乳喂养，出生 1 周以内的新生儿小便次数与日龄相近，出生 1 周后每日有 6 次以上的小便即可。若没有加奶的指征，频繁加奶，母亲的乳房得不到频繁的刺激，乳汁分泌会越来越少，新生儿加奶后饥饿感被满足，对妈妈的乳房就不再感兴趣，最终会导致母乳喂养失败。如果乳汁真的不足，通过新生儿频繁地吸吮，母亲的乳汁分泌量就会逐渐增加。

58.产后前几日产妇没有"下奶"时可以加配方奶吗？

只要掌握正确的母乳喂养知识和方法，80%～90%的母亲都能最终实现纯母乳喂养。但在临床实践中，75%的母亲都会在喂奶初期遇到困难，最常见的就是主观认为乳汁少，不够吃。早期盲目添加配方奶，是造成乳汁不够的一大原因。新生儿添加配方奶后，吮吸母亲乳房次数不够，减少了对乳房的刺激，乳汁分泌就会不足。

母亲要让新生儿尽可能多地吮吸，24 小时哺乳次数要在 8～12 次，每次吸吮的时间要长一些，尽量在 20～30 分钟以上。同时保持心情舒畅和自信心、家人支持、饮食多样、足够液体、充足睡眠等，也是乳汁充足的重要保障。

59.混合喂养的新生儿如何才能实现纯母乳喂养？

（1）在进行增加泌乳的措施下，每日减少配方奶的总摄入量30～60ml，从而刺激母亲乳汁的分泌。如果感到乳量增加不明显，可以暂缓逐日减少，稳定几日后再逐渐减少配方奶的添加。一般需要数日或数周才能实现纯母乳喂养，母亲切不可操之过急。

（2）使用乳头旁加奶的方法刺激母亲泌乳。

（3）每日在两次哺乳间隔期间使用吸奶器 2～3 次，每次 10 分钟左右，刺激母亲泌乳。

60.分娩初期母乳不足时加一次配方奶不要紧吧？

分娩最初的几日是母亲泌乳的关键时期，也是新生儿学习吸吮的最好时机，是母婴建立亲子联系的最重要的时刻。在没有医学指征的情况下不要盲目添加配方奶，即使一次配方奶也会干扰母亲泌乳，同时影响新生儿学习吸吮。新生儿吃了配方奶后也容易发生肠道菌群失调，肠道菌群恢复至母乳新生儿的弱酸性环境需要3~4周。

61.新生儿混合喂养，如何能增加母亲奶量？

严格按需哺乳，频繁地把新生儿放在乳房上吸吮，乳汁量很快就会增加。如果需要加奶最好在充分吸吮乳房以后，用导管在乳房上加奶，增加对乳头的吸吮刺激，逐渐减少加奶量，最后过渡到纯母乳喂养。

62.母乳不够，可以吃别的母亲的乳汁吗？

最好避免这样做，母乳最适合自己的新生儿吃，不同月龄的母乳成分会不同，别的母亲的健康状态也不详，自己的乳汁喂哺自己的新生儿是最安全和适宜的。

63.新生儿吸吮产妇的一侧乳房就够了，另外一侧乳房中的奶怎么办？

母亲乳汁分泌充足，新生儿吃一侧乳房就饱了，另一侧的乳房中的乳汁不用挤出，两侧乳房可以每次交替哺喂新生儿即可。如果每次都要挤出另一侧乳房，乳汁就会分泌得越来越多，新生儿不需要那么多乳汁，就会造成浪费，同时挤奶也增加了母亲的工作量。

64.乳房被新生儿吃成"偏奶"了怎么办？

有极少数妇女乳房发育本身就不对称，产奶量也不同。但大部分妇女的产奶量差异是喂奶习惯造成的，新生儿吃得越多的那一侧乳房奶量就越大，吃得少的那一侧乳房奶量就少。常见的是左侧比右侧产奶多，因为大部分母亲喜欢先喂左侧。因此，喂奶时要两侧乳房轮换着，每次都从没有吃空的那边乳房开始，通常新生儿吸吮第一侧乳房的效率高，故而需要让两侧乳房都得到充分刺激。

65.纯母乳喂养的新生儿需要喂水吗？

母乳中含有大量的水分，约占 87%，蛋白质分子颗粒比较小，容易消化吸收。哺乳时一侧乳房分泌的乳汁，前几分钟新生儿吸吮的前奶含有较多的水分和蛋白质，有时新生儿只是渴了，会吸吮较短时间，吃到比较稀的前奶，如果饿了会吸吮较长时间吃到比较稠的热量高的后奶。因此纯母乳喂养的新生儿即便在夏天也不用额外补充水分，新生儿会在吸吮乳房时自己调节。

66.新生儿黄疸需要额外给新生儿喂水吗？

新生儿出生后会出现生理性黄疸，可以通过频繁哺乳促进新生儿排便、排尿帮助退黄，初乳中含有帮助新生儿排除黏稠胎便的轻泻因子，因此只要频繁喂奶即可，不必给新生儿添加水，以免影响新生儿摄入母乳。若黄疸程度较重，医生会酌情给予口服退黄药物，若是严重的病理性黄疸则需要其他治疗，如蓝光疗法。

67.哺乳期的母亲需要佩戴胸罩吗？

母亲哺乳期间可以戴胸罩，因每日的哺乳次数频繁，为方便哺乳，建议佩戴喂奶专用胸罩，棉质透气，不要有钢托，避免乳房组织受压，在白天或外出时佩戴，夜间不要戴，以免影响乳房血液循环。

68.挤出来的母乳能用奶瓶喂给新生儿吗？

母乳喂养的新生儿，在分娩最初的 4～6 周最好不要让新生儿接触奶瓶，避免产生乳头错觉干扰母乳喂养。母亲亲自哺乳新生儿是最好的，如果因为特殊原因母婴分离（母婴一方生病或母亲上班）则可以将乳汁挤出哺乳新生儿，挤出的母乳可隔水温热到适宜温度再喂哺。有的母亲仅是想了解每次产生乳汁的量而挤出来再喂新生儿，这是没有必要的；做到亲喂、按需哺乳，可以避免挤出来喂哺增加乳汁污染的机会。母亲可以通过观察新生儿的小便、大便、体重情况来判断入量是否充足。如果采用挤奶的方法，挤出的乳汁隔水温热后用小杯、小勺或小管乳旁加奶最好。

69.舌系带过紧的新生儿如何母乳喂养？

可以调整母乳喂养姿势，如使用半躺式母乳喂养。还有的新生儿在大一些之后可以自然改善含乳。如含乳困难或母亲感到乳头疼痛，可以寻求专业的帮助。例如，评估后实施谨慎的系带切开术显示可以帮助改善新生儿含乳，增加乳汁泌出和减少母亲乳头疼痛。

70.产后哺乳时，为什么会出现腹痛现象？

产后哺乳时出现腹痛属于正常生理现象。分娩最初 1 周左右，当产妇哺乳时会感觉腹痛或有恶露流出。这是因为新生儿吸吮乳头，母亲的脑垂体就会分泌泌乳素、催产素，催产素有促进子宫收缩的作用。因此哺乳能够帮助产妇子宫复旧，减少出血。

71.使用安慰奶嘴对新生儿有哪些影响?

1 个月以上的新生儿小睡或临睡前使用安慰奶嘴可以降低新生儿猝死综合征(SIDS)发病率。这是由于吸吮奶嘴的新生儿比不吸吮奶嘴的新生儿睡得更浅,醒来的次数也更频繁 ,这两方面因素均可降低患 SIDS 的风险。安慰奶嘴很多时候能迅速安抚吵闹的新生儿,但同时也极易引发耳部感染、痢疾、真菌感染及牙科疾病。安慰奶嘴也会对成功哺乳造成影响,有研究表明,前 6 周给新生儿使用安慰奶嘴的母亲会提前断奶并对健康造成长期威胁。

72.什么原因造成新生儿拒奶? 拒奶后怎么办?

母亲要分析新生儿拒奶的原因,如不舒服、患鹅口疮造成吸奶时口腔疼痛、母亲乳汁流出太快(射乳反射太强烈)或母亲吃了特殊的食物造成乳汁味道新生儿不喜欢等。有时新生儿在刚接近乳头时会不停地在乳房上摇头,母亲会误认为是拒绝吃奶,其实新生儿是在用脸部摩擦母亲乳头,让母亲乳头立起来这样就方便含住乳头了。母亲要仔细地观察,逐渐熟悉新生儿所表达的意思。

73.母乳喂养应该持续多长时间?

纯母乳喂养是指新生儿出生后只吃母亲的乳汁,不给新生儿添加任何食物包括水(药物除外)。母乳的成分可以满足出生 6 个月以内的新生儿生长需要,因此纯母乳喂养可以到新生儿 6 个月,之后在合理添加辅食的同时母乳喂养至新生儿 2 岁及以上。

74.新生儿补水有哪些影响?

母乳或配方奶中均含有约 88%的水分,新生儿胃容量有限,额外饮水将干扰正常喂养。新生儿没有频繁吸吮母亲的乳头,会

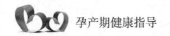

延迟早期母亲的"下奶"时间，阻碍母亲建立良好的母乳分泌。补水使新生儿胃部充盈，却没有增加热量，可能导致体重增加不理想。过多的水分可能导致严重的水中毒，过多的体重丢失；补水并不减轻新生儿黄疸发生的程度，也不会帮助黄疸的消退。

75.多大的新生儿可以喝水？

满 6 个月添加了辅食以后的新生儿可以适当补充水分。可以按照新生儿的需求和喜好喝水，干净的水就可以，1 岁内的新生儿不建议饮用果汁或含有任何添加剂的水。喝水量没有严格标准和要求，喝水一定要尊重新生儿的意愿。6~12 个月的新生儿如果吃奶减少，每日可以喝水 200ml 左右，如果吃奶很频繁，不需要强迫喂水。因为母乳、配方奶或其他代乳品也含有88%的水。

76.产妇挤出多余的乳汁如何储存？

乳汁在室温中保存时间随季节而不同：如果保存在 25~37℃的条件下可以保存 4 小时；15~25℃可以保存 8 小时；15℃以下可以保存 24 小时；冷藏在 2~4℃的条件下可以保存 3~8 日，要将母乳保存在冷藏室最冷的地方；放在冷冻室中保存 3~6 个月。

77.冷冻的母乳如何解冻？

冷冻的母乳可以从冰箱中拿出放在室温中解冻，如果着急使用，可以用温水将母乳加温至适宜的温度即可，不能在火上或微波炉中加热，以免其中的活性细胞被破坏。解冻的母乳在冰箱中可以冷藏存放 24 小时，要 24 小时内食用完，不可反复冷冻。

78. "漏奶"怎么办？

哺乳期的妈妈有时听到新生儿哭声或看到新生儿、想到新生儿的时候，乳房就会有乳汁流出或滴出来，这就是人们所说的"漏奶"。其实这是射乳反射造成的，射乳反射可以让新生儿在吃奶时更方便地得到奶。出现"漏奶"时只要妈妈用手在乳头上揉一揉或牵拉刺激乳头就能使流奶停止（乳头上有肌肉，受到刺激时乳头肌肉收缩使乳头立起，乳汁就不会再流出来了）。

79.如何回奶？

回奶时避免刺激乳房，如挤奶等，这样乳汁分泌受到抑制乳汁会越来越少，乳房中的乳汁就会被组织重吸收，最后乳汁分泌停止。回奶期间如果感觉乳房胀痛不舒服，可以少量挤出一点乳汁，不要全部排空（全部排空会产生更多的乳汁），经过一段时间，乳汁分泌会越来越少，最后完全停止分泌。

80.特殊原因造成已回奶，是否还能再泌乳？

可以，乳房泌乳主要靠新生儿频繁吸吮刺激乳房，使母亲产生更多的泌乳素，只不过想要再泌乳的母亲要有足够的耐心，经过一段时间的吸吮刺激乳汁就会慢慢增多，可以采用乳旁小管加奶的方法，待到母乳量逐渐增多时，可以撤掉加奶的小管，过渡到母乳喂养。

81.哺乳期妇女的饮食有什么注意事项？能吃海鲜吗？

在产褥期，产妇宜吃一些清淡易消化的食物，尽量少吃太凉或过于刺激性的食物；剖宫产的产妇等待排气后再进普通饮食，排气前不要吃产气食物（如牛奶、萝卜汤）、含糖多的食物。哺乳母亲饮食需要多样化，营养均衡，保证足够液体摄入。应多吃新鲜的水果、肉、蛋、奶、鱼和坚果等营养成分不同的天然食物。保证乳母食物多样性，多种味道可以通过奶水传给新生儿，刺激味觉发育。已证实母乳喂养的新生儿更喜欢蒜味的母乳，新生儿会比平时吃奶多。避免食物太咸，以免加重新生儿肾脏负担。产妇避免吃得太油腻，以免新生儿吃母乳后腹泻。

海鲜类营养丰富，可以根据身体情况适量吃一些。如果新生儿吃母乳后出现过敏或其他身体不适，要注意调整。常见食物如鱼类、蛋类、有壳的海鲜及坚果都有可能使新生儿产生过敏现象。

82.哺乳期可以抽烟、喝酒吗？

乳母吸烟和饮酒会影响乳汁分泌，且烟中的尼古丁和酒精也可通过乳汁进入新生儿体内，影响新生儿睡眠及精神运动发育。因此，乳母最好忌烟酒。如果母亲希望少量饮酒，需提前计划，在喂奶后开始饮酒；也可以提前挤奶，在身体内还有酒精残留，新生儿又需要哺乳时给予挤出的母乳。吸烟不仅对泌乳量有影响，同时也会影响母亲和新生儿的健康，因而如果母亲能够戒烟，建议最好戒烟。暴露于吸烟环境的新生儿更容易患肺炎、哮喘、中耳炎、气管炎、鼻窦炎、眼睛过敏和喉炎，以及肠绞痛和新生儿猝死综合征等。如果母亲不能戒烟，尽可能减少吸烟的量；在母乳喂养前半小时和母乳喂养时不要吸烟；母乳喂养后吸烟，故应尽可能延长吸烟与母乳喂养的时间间隔；避免在新生儿室内吸烟。

83.哺乳期可以喝咖啡、茶、可乐吗？

哺乳期间尽量避免喝茶、咖啡，吃巧克力等。咖啡因摄取过量的母亲会发现新生儿易激惹而且不容易入睡。如果母亲孕期就食用含有咖啡因的饮料，新生儿就比较耐受。如果哺乳期间母亲常年习惯了喝咖啡，建议控制每日饮用的咖啡因总量小于 300mg（一般为 3 杯），如果是新生儿或早产新生儿，则需要减量。需要注意的是，有些软饮料中也含有咖啡因，需要留意每日摄入的总量。

84.哺乳期的母亲如何补钙？

乳母膳食钙摄入量比一般女性每日增加 200mg，总量达到每日 1000mg。食物中牛奶是最好的钙的来源。乳母每日应该增加 2 杯牛奶加上摄入含钙丰富的深绿色蔬菜、豆制品、虾、鱼等食物，这样摄入 1000mg 钙并不困难。此外乳母应该增加室外活动或补充维生素 D 以提高钙的吸收。必要时在专业人员指导下适当补钙。

85.什么时候可以停止夜间哺乳？

夜间母乳不仅给新生儿提供营养，同时还给予安抚。然而新生儿频繁的夜醒，有时会给母亲身心带来很大的困扰，所以停止夜间哺乳还是要尊重母婴双方需求。以下措施可以帮助新生儿减少夜醒：舒适的睡眠环境，增加白天喂养次数和母婴接触的时间，减少喂养时的外界干扰；在母亲睡觉前给新生儿喂奶或在晚间 1～2 小时只喂一侧奶，使新生儿尽可能吸到脂肪高的后奶。

86.哺乳妇女上班后如何坚持母乳喂养？

对于上班的母亲来说，要强化母亲喂养信心，尽量延长母乳喂养时间，临近上班的前几日可以储备一些母乳。挤出的乳汁用清洁的储奶容器放在冰箱中储存，每个储奶容器以一次量为好。每 3 小时挤一次奶，每次挤奶间隔时间不要超过 6 小时，否则会使奶量减少。如果实在太忙，也要将比较胀的乳房先排空部分，挤出乳汁，以感到舒适即可，促进舒适的同时也将饱满乳房中的保护性的乳汁抑制因子排除了，达到维持和保护泌乳的功能。在工作单位可以选择有遮挡功能的衣服，选择人少的会议室、休息室吸奶。

母亲每日上班前尽可能亲喂一次，将挤出的乳汁冷藏或用专用的母乳转运冰袋带回家，上班期间可以喂哺给新生儿储存的乳汁，回家后尽可能马上亲自哺乳，家人尽量不要在母亲回家1小时内给新生儿喂奶。这样就能够坚持纯母乳喂养并继续母乳喂养到2岁。

87.如何为婴儿添加辅食？

纯母乳喂养至新生儿6个月，之后开始添加辅食，同时母乳喂养。添加辅食的时候应从单一、少量辅食加起，观察新生儿加辅食后的反应，有无腹泻、过敏等。如果没有不良反应可以再增加品种和量。辅食应该从糊状逐渐过渡到颗粒状，每次添加的品种不宜过杂。

88.如何选择吸奶器？手动与电动吸奶器有何区别？

吸奶器有多种选择（手动/电动、单侧/双侧、电源/电池），能够满足不同生活方式、不同层次母亲的需要，但所有的吸乳器都应该具有舒适、高效的优点，注意选择适合的吸乳罩杯，避免乳头和乳导管的损伤，才能满足母乳喂养2年的要求。不建议使用带有玻璃或橡胶球的手动吸乳器，因为球内不易洗净消毒，压力不易控制，易造成乳头损伤。

手动吸奶器与电动吸奶器的工作原理是一样的，只是手动吸奶器是手工操作，经常操作会引起手腕疲劳，但是它便于携带，不需电源方便使用。电动吸奶器比较节力，但使用时要求接通电源，有一定局限性，价格也偏高。

使用吸奶器也要选择时机，母亲的奶量随着新生儿的需求自然平衡，过度刺激会使产奶量偏多。应在母婴分离时或母亲外出时使用，以储备足够乳汁。或母亲乳房胀痛较严重时使用，减轻胀痛，缓解症状。

第二节　母婴患病期间如何哺乳

89.新生儿患鹅口疮时可以母乳喂养吗?

患鹅口疮的患儿常因口腔疼痛，不愿吸吮，食欲不佳。可以在新生儿口腔局部用药的同时继续母乳喂养，但如母亲乳头受感染可使乳头产生灼痛，影响哺乳。新生儿用药注意在两次哺乳间进行，母亲的乳头也需要同时用药。若新生儿口腔或母亲乳头疼痛，可以将乳汁挤出用勺喂。母亲每次喂奶前要洗净双手，清洁乳房，尽可能保持乳头干燥。

90.新生儿湿疹是否需要停母乳?

不需要停母乳，母乳是新生儿最好消化和吸收的食物。如果停母乳新生儿只好吃配方奶，可能会造成新生儿湿疹更严重。新生儿出现湿疹时一般给予皮肤护理即可，等到新生儿 6 个月左右，湿疹就会慢慢自愈。

91.新生儿母乳性黄疸是否需要停母乳?

如果是母乳喂养的新生儿黄疸超过 2 周还未消退，医生可能会建议母亲停喂 3 日母乳，这是为了鉴别新生儿是母乳性黄疸还是病理性黄疸。如果停喂 3 日母乳后黄疸程度变轻就考虑是母乳性黄疸，无须治疗。如果没有减轻，则可能是病理性黄疸，应该找出病因，进行治疗。暂停母乳期间，母亲需要每 3 小时挤奶 1 次，维持泌乳功能。

92.一侧乳房乳腺癌术后，另一侧乳房是否能哺乳？

可以，单侧乳房哺乳时有时母亲信心不足，总担心乳汁分泌不足不能满足新生儿。其实乳汁分泌量与乳房是否经常排空有关，单侧乳房哺乳只要让新生儿频繁吸吮和排空乳房，乳汁分泌量照样能够正常哺乳一个新生儿。

93.如果孕前产妇有乳腺增生，是否会影响哺乳？

如果孕前产妇有乳腺增生，哺乳后并不会改变乳腺增生的程度，而且哺乳过程对乳腺组织有保护的作用，减轻乳腺增生，减少乳腺肿瘤的发生。

94.产妇是"小三阳"是否可以母乳喂养？

可以。孩子出生后，应在 24 小时内尽早接种乙肝疫苗和高效免疫球蛋白。母亲在哺乳时应保证孩子在乳房上含接正确，避免乳头破裂。注意如果母亲乳头破裂或孩子口腔中有溃疡要停止哺乳，待伤口恢复了再进行母乳喂养。还要注意母乳喂奶前要洗手，用温热的湿毛巾擦干净乳房再哺乳；母婴的生活用品应分开使用，如毛巾、脸盆、水杯等。

95.做过隆胸手术的产妇是否能哺乳？

隆胸后是否能为孩子哺乳与隆胸使用的材料和手术方式有

关。如果国家明确说明使用的某种假体材料在经过的一段时间后降解并通过乳汁排出，则不能母乳喂养。如果隆胸时使用的手术方式对乳腺组织或乳腺导管有破坏，也不能进行哺乳。

96.产妇双侧乳房纤维瘤术后，是否影响哺乳？

医生选择手术方式时会考虑到哺乳问题，一般选择手术切口时会尽可能避免过多损伤乳腺或乳腺导管，这样未受到破坏的乳腺仍然能够分泌乳汁，但可能切口部位局部出现硬结，避免刺激这部分组织，随后淤积的乳汁会逐渐被吸收。

97.产妇感冒发热了能喂奶吗？

一般母亲患常见疾病，如呼吸道感染、胃肠道感染时仍然可以继续母乳喂养。母亲患病时，孩子与母亲密切接触已经被暴露在感染环境中，继续吸吮母乳能够从母亲乳汁中得到抗体。母亲感冒发热期间要注意多补充水分，避免因发热出汗消耗水分而造成乳汁分泌不足。患病期间要注意加强个人卫生，喂奶前要将手洗干净，必要时酌情佩戴口罩。若母亲因疾病导致哺乳困难或泌乳量减少，应待其康复后鼓励她们继续母乳喂养，期间应按时挤奶，保持泌乳。

98.患有乳腺炎是否还能喂奶？

先找出原因，乳腺炎首先是先发生乳房肿胀，一般是一侧乳房的局部出现红、肿、热、痛，局部硬肿。其可能的原因是母亲开奶太晚、限定哺乳时间、新生儿在乳房上无效吸吮等。乳腺炎分非感染性乳腺炎和感染性乳腺炎。发生乳腺炎时首先是乳汁淤积造成乳房肿胀，进一步发展成非感染性乳腺炎，如果同时有乳头皲裂，细菌就会逆行感染到乳腺组织，形成感染性乳腺炎。

解决方法：针对原因进行排除。解决乳房肿胀的方法是让新生儿继续频繁、有效吸吮，哺乳时可以变换各种体位。肿胀的局部可以进行热敷和按摩，然后挤出或吸出乳汁让乳房排空，原则上是不让乳房"休息"。

99.产妇已吃过退乳药了还能再恢复母乳喂养吗？

产妇在改变喂养方式前一定要考虑周全，最好不要轻易断奶，如有发热、乳腺炎、临时外出等情况，不需要断奶。如果已经断奶，又想恢复母乳喂养是可以的，考虑到退乳药物需要一定的代谢时间，所以开始恢复母乳时 2 日内先不要给小儿喂奶，产妇保证 3～4 小时吸奶 1 次，将吸出的乳汁弃掉。2 日后开始喂哺，但是奶量恢复也需要一段时间，开始可能还需要混合喂养，注意加配方奶的量和次数要逐渐减少，最后达到全母乳喂养。在恢复母乳喂养期间，小儿频繁有效的吸吮是很重要的。

100.产妇服用药物还能母乳喂养吗？

分娩后住院期间用药，一般医生都会选择不用停哺乳的药物。如果哺乳期间产妇患病，就诊时一定要告诉医生自己处于哺乳期，医生开药时就会选择尽可能不影响哺乳的药物，如果必须使用一些药物并因哺乳对新生儿有影响，服药期间应该暂停哺乳，产妇要每隔 3 小时将乳汁挤出弃掉，待药物代谢达到安全时再继续哺乳。

101.母乳喂养的妇女可以利用哺乳期自然避孕吗？

纯母乳喂养的妇女排卵的恢复期会推迟更长时间，一般 4～6 个月月经复潮，复潮前可有排卵。纯母乳喂养的母亲若符合以下三个条件，哺乳期避孕法的有效率在 98%以上。第一，母亲无月经复潮。第二，母亲为纯母乳喂养，并按需喂养，坚持夜间频繁喂哺，直接喂哺而不是挤出母乳奶瓶喂养。第三，新生儿小于6个月。不符合以上3个条件的哺乳期妇女，分娩后要落实有效的避孕措施，可以采用避孕套、宫内节育器或口服单纯孕激素药物避孕。

102.苯丙酮尿症的新生儿可以母乳喂养吗？

苯丙酮尿症是一种氨基酸代谢异常性疾病，由于肝内缺乏苯丙酸羟化酶，使苯丙氨酸不能正常代谢成为酪氨酸，因此，大量的苯丙氨酸及苯丙酮酸蓄积于体内，而对中枢神经系统造成损害。所以，应限制苯丙氨酸的摄入量，否则会造成新生儿智力发育受损。

人乳中的苯丙氨酸含量较低，但对于患苯丙酮尿症的新生儿来说仍偏高。因此，一旦诊断苯丙酮尿症，应该马上暂停母乳一段时间，从而迅速的减低血中苯丙氨酸的浓度，此期间保持母亲泌乳功能。此后，对这些小儿可采取部分母乳喂养，在医生指导下配比，调整母乳和低苯丙氨酸的配方奶的比例。同时定期检测血苯丙氨酸的含量。

103.哺乳期用药如何分级？

哺乳期用药分为5个等级。一般L1～L3级的药物在医生指导下审慎使用。尽量避免使用L4～L5级的药物。L1级基本可以放心使用，不影响哺乳；L2级比较安全，基本不影响哺乳，但注意药物对新生儿的一些副作用；L3级中等安全，权衡利弊后可以考虑哺乳，但警惕药物对新生儿的一些副作用；L4级不建议哺乳；L5级不建议哺乳。

104.如何减少用药对哺乳的影响？

很多药物在哺乳期是可以安全使用的。哺乳期用药需要注意：尽量让医生选择哺乳安全的药物；避免复合成分药物，尽量选择单一成分药物；选择药效时间短的药物比药效时间长的药物要相对安全，如每日 3 次的比每日 1 次的药物更好；合理安排母乳喂养和服药时间，在母乳喂养后服药，或在新生儿最长的一轮睡眠之前服药；在服药前，先吸出一些乳汁备用，或平时计划性的冷冻数日的母乳以备不时之需；如果确实需要暂停哺乳，每日要有规律挤奶，维持泌乳；尽量推迟检查或治疗的时间，等新生儿对母乳的依赖度减少，免疫系统增强后再进行。

105.糖尿病的母亲可以母乳喂养吗？

母乳喂养对于糖尿病的母亲具有诸多的好处，可以缓解母亲精神上的压力；可以帮助母亲消耗额外的热量，减少治疗所需的胰岛素用量；减少新生儿成年后患糖尿病的风险等。糖尿病的母亲可以母乳喂养，如接受胰岛素治疗，胰岛素的分子大，不会进入乳汁，没有任何的影响；如口服降糖药则需要在检测新生儿的血糖情况下谨慎使用。

106.巨细胞病毒感染的母亲能母乳喂养吗？

对于足月健康新生儿因为母乳喂养导致有症状的全身巨细胞病毒感染非常少见，但对早产儿的患病风险可能会增加。已感染人巨细胞病毒的新生儿可以继续母乳喂养；早产和低出生体重儿需处理带病毒的母乳后喂养。对于分娩早产儿的母亲，需要咨询临床医生、母乳顾问评估母乳喂养的好处和风险再做决定。母乳经过-20℃的冷冻会减少巨细胞病毒的感染性。可以考虑使用冷冻的母乳或暂停母乳喂养待巨细胞病毒 IgM 转阴后再恢复母乳喂养。如果母亲经过系统治疗，临床症状好转，检测抗体呈下降趋势，可以哺乳。

107.甲状腺功能减退的母亲能哺乳吗?

甲状腺功能减退的母亲可能会出现新陈代谢低下的表现,如情绪低落、怕冷、无力、健忘等。有的母亲可能会出现便秘、乳少等情况。只要定期监测甲状腺激素水平,在医生指导下正确服药补充甲状腺制剂,可以正常哺乳,并定期监测新生儿甲状腺功能。服药后的母亲的精神状态会大为改善,乳汁量有的也有大幅提升,也能更好地坚持母乳喂养。

108.患生殖器疱疹的母亲如何母乳喂养?

患生殖器疱疹的母亲可以母乳喂养,单纯疱疹病毒感染的母亲注意喂奶前正确的洗手,避免新生儿在病灶活动期的乳房侧喂奶,新生儿避免直接接触病变部位或尚未结痂的病变皮肤,以免造成病灶与新生儿口腔的直接传播,健侧乳房可以正常喂奶。

第 **9** 章

生殖技术与生殖调节

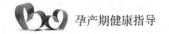

第一节　辅助生殖技术

1.什么是不孕症？

一对夫妇在经过 1 年正常的、未采取避孕措施的性生活后仍未怀孕，则诊断为不孕症。生育年龄内的夫妇 10%～15%的人群会有这方面的困扰，这可能与男方有关（25%～40%），也可能与女方有关（30%～55%），或者双方都有原因（占 30%），还有 10%夫妇查不到不孕不育的原因。

2.什么生活方式可能会影响生育能力？

饮酒和吸烟，高剂量的咖啡因，体重过轻、超重或肥胖，润滑剂，某些药物，长期暴露于高热环境，接触毒性物质等，都可影响生育能力。

3.导致女性不孕和男性不育的原因有哪些？

（1）导致女性不孕的原因

1）排卵障碍：在所有不孕的女性中，大约25%有排卵问题。

2）其他妇科疾病：如盆腔粘连、输卵管阻塞、输卵管畸形、子宫内膜异位症等。

如果育龄女性不孕又有以下某种情况，建议及时就诊：年龄超过 35 岁，月经不规律或闭经，两次以上的胚胎停育史，子宫内膜异位症或痛经，严重痤疮或多毛症（体毛）。

（2）导致男性不育原因

1）精子问题：精子数目、活动力或形态。

2）其他男科疾病：如性功能障碍、隐睾、精索静脉曲张等。

3）曾有以下问题也可能导致受孕障碍：腮腺炎史；生殖道感染或性病史；既往泌尿外科手术史；囊性纤维化或其他遗传病家族史。

4.不孕症的患者需要做哪些检查呢？

个人情况疾病史：如月经史、婚姻史、生育史、手术史、避孕方式及性生活情况；不孕持续时间、既往检查和治疗情况；目前健康状况、饮食和生活方式、职业风险；家族病史等。

男方的检查：包括常规体格检查、生殖器官的检查及精液检查等。

女方的检查：包括常规体格检查、乳房检查和盆腔检查及宫颈防癌筛查、基础体温测定、性激素检查。

根据以上病史及检查结果，决定是否需要及需要哪些进一步检查。

5.女性不孕症各种检查及时间有哪些要求？

一般女性检查需要在月经来潮第 2～4 日，抽血化验基础性激素水平（卵泡刺激素、黄体生成素、雌二醇、睾酮、催乳素）和盆腔超声评估卵巢基础状态。

月经干净 3～7 日（禁性生活）进行输卵管通液术；子宫、输卵管造影术；腹腔镜检查；宫腔镜检查。

排卵后 7 日或月经周期第 21 日，取静脉血测黄体酮水平，从早卵泡期开始至确认排卵，B 超监测排卵。

非月经期，阴道分泌物检查，宫颈涂片检查（TCT）。

排卵期性交后 9～24 小时，性交后试验。

6.确诊为不孕症，该如何治疗？

不孕症治疗强调个体化方案，治疗方法有很多，在初期治疗不成功的情况下，还会采取一些先进治疗技术——辅助生殖技术（ART），其是指用多种不同的医学手段，将卵子和精子结合以达到妊娠目的。

对不孕症的治疗还包括以下几种常见技术：诱导排卵（OI），采用药物或手术的方法诱导存在排卵障碍的妇女单卵泡或少数卵泡发育；控制性超促排卵（COH），以药物的手段在可控的范围内诱发超生理状态的多个卵泡发育和成熟，以增加受孕机会；宫腔内人工授精（IUI），将男方的精子洗涤处理后注入女方子宫腔内的技术，轻中度少弱精症或性交障碍时，常采用此方法；供精人工授精（AID），丈夫不能产生精子或有不宜生育的遗传性疾病，可接受人类精子库提供的精子，进行人工授精。

7.辅助生殖技术有哪些？

（1）体外受精-胚胎移植（IVF-ET）：使用药物刺激卵巢，诱发多个卵泡同步发育和成熟，然后收集卵母细胞和精子，共同加入实验室培养皿中受精并发育成胚胎，将胚胎移植到女性子宫内。适用于女方各种因素导致的配子运送障碍、排卵障碍、子宫内膜异位症及男方少弱畸精子症、不明原因的不孕、免疫性不孕。

（2）卵细胞质内单精子注射（ICSI）技术：实验室技术员利用显微操作系统，分别将单个精子直接注射到各个卵母细胞胞质内。如果在应用ICSI后成功受精并发育成胚胎，则将胚胎移植到子宫腔内。此方法适用于严重的少弱畸精子症、不可逆的梗阻性无精子症、生精功能障碍、免疫性不育、常规体外受精失败、精子顶体异常，需行植入前胚胎遗传学检查者。

8.在不孕症治疗过程中可能会用到哪些药物?

（1）枸橼酸氯米芬：可增加自身卵泡刺激素和黄体生成素分泌。

（2）促性腺激素类药物：常用促排卵药物。各种外源性卵泡刺激激素（FSH）、黄体生成素（LH）和人绒毛膜促性腺激素（HCG）都是促性腺激素类药物。

（3）促性腺激素释放激素（GnRH）类似物：包括 GnRH 激动剂和 GnRH 拮抗剂，用于控制性超促排卵中的垂体降调节。

（4）避孕药：用于在控制性超促排卵开始之前的预处理，目的为纠正不正常的内分泌水平。

（5）孕激素：用于黄体支持，如肌内注射、口服或阴道用药。

9.胚胎移植术前、移植术后的注意事项有哪些?

胚胎移植术前保持外阴清洁，遵医嘱按时用药。术后 24 小时内卧床休息；5 日内避免搬动重物、大强度体育锻炼和频繁地上下楼梯，但可以适当在平地上活动；16 日内禁止盆浴、桑拿及性生活。禁用大剂量阿司匹林、布洛芬、萘普生类等药物。

如出现体温超过 37.5℃、严重腹痛、腹胀、大量的阴道出血则立即就诊。

胚胎移植术后注意要禁吃辛辣、海鲜（如酸辣汤、螃蟹）等刺激性、寒凉食品。

10.什么是人工授精?人工授精前应该做哪些检查?人工授精手术后应注意什么?

人工授精是通过人工的方法将精液注入女性体内以取代性交

途径使其妊娠的方法。

男女双方均需检查甲型肝炎、乙型肝炎、丙型肝炎、艾滋病、梅毒等传染病指标及肝肾功能、血尿常规等。男方还应该做精液检查。女方需要进行输卵管造影以确定输卵管是否通畅、宫颈涂片、心电图、凝血五项；白带检查包括沙眼衣原体、淋球菌、BV、滴虫、白念珠菌等。

人工授精后平卧 0.5～1 小时，不要劳累，不要做重体力劳动、不要盆浴、不要进行性生活即可，无须绝对卧床休息。

11. 试管婴儿是怎么回事？

试管婴儿是指将精子、卵子取出后在实验室进行体外受精并进行胚胎培养、适时移植回子宫而诞生的婴儿。适用于输卵管因素的不孕包括输卵管阻塞、输卵管积水、输卵管切除；子宫内膜异位症；排卵障碍如多囊卵巢综合征；多次人工授精失败；男方因素如弱精子症、畸形精子症等。

12. 哪些人群适合体外受精–胚胎移植？

女性输卵管因素导致的不孕症、不明原因不孕患者、多次人工授精失败、子宫内膜异位、双方存在抗精子抗体、男子精子少、活动差者。

13. 什么是卵巢过度刺激综合征？发生卵巢过度刺激综合征怎么办？

卵巢过度刺激综合征（OHSS）是使用促排卵药后严重的并发症，表现为卵巢囊性增大，毛细血管通透性增加，导致体液从血管内向第三体腔转移，腹水、胸腔积液形成，继而造成血液浓缩，电解质紊乱，肝肾功能受损及血栓形成。

轻度卵巢过度刺激综合征：无须特殊治疗。中度：指导自我监测，发现早期迹象，包括体重、尿量，要卧床休息，摄入足够的液体，补充高蛋白、富含纤维素食物，少食多餐。重度：需要住院治疗，绝对卧床，半卧位，适当活动下肢，预防血栓发生。

14.卵子和卵巢组织冷冻是怎么回事？

卵子和卵巢组织冷冻：因为卵子和卵巢组织属于不可再生的生育"资产"，所以卵子和卵巢组织冷冻是保存生育能力最有效、可行措施。卵子和卵巢组织冷冻一般适用于罹患肿瘤的尚未生育或已经生育但需要保护卵巢功能的情况。由于国内政策及法律法规不完善，社会符合规定的捐卵者极少，通过卵子及卵巢组织的冷冻保存，患者能消除生育忧虑（注：乳腺癌患者最快在治疗后 3～6 个月即可尝试自然妊娠）。

第二节　妇科及计划生育问题

15.什么是异位妊娠？异位妊娠易发生在哪些部位？

受精卵在子宫腔以外着床称为异位妊娠，又称宫外孕。依受精卵在子宫腔以外的种植部位不同而分为输卵管妊娠、卵巢妊娠、腹腔妊娠、阔韧带妊娠、宫颈妊娠等，宫外孕属于异常妊娠。

16.为什么患宫外孕要检查 HCG？

HCG 为人绒毛膜促性腺激素，它是由胎盘的滋养层细胞分泌的一种糖蛋白，妊娠后，胎盘合体滋养层细胞产生大量的 HCG，

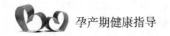

可通过血液循环而排泄到尿中。HCG 在孕期能够维持黄体产生黄体酮，在排卵后大约第 8 日、胚胎种植后 1 日，HCG 就能在母血中测到。尿或血 HCG 的测定对诊断异位妊娠非常重要。

17.什么原因会导致宫外孕？

导致宫外孕的原因很复杂，任何妨碍受精卵正常进入宫腔的因素均可能影响正常受孕，如生殖道炎症、腹部手术、避孕方式不当、不良生活习惯等。

18.发生宫外孕后应该怎么办？

宫外孕是妇产科常见的急腹症，发病率约为 2%，是孕产妇死亡原因之一。宫外孕的治疗包括药物和手术两种方式，应该在监测血 HCG 和 B 型超声监测、检查的情况下根据患者的生育需求，结合临床症状和体征情况选择恰当治疗方案。

19.患有阴道炎是否影响受孕？

正常健康妇女阴道由于解剖结构的特点对病原体的侵入有自然防御功能，如阴道口的闭合，阴道前后壁紧贴，阴道上皮细胞在雌激素的影响下的增生和表层细胞角化，阴道酸碱度保持平衡，使适应碱性的病原体的繁殖受到抑制，而宫颈管黏液呈碱性，当阴道的自然防御功能受到破坏时，病原体易于侵入，导致阴道炎症。患阴道炎后对受孕有一定影响，患病后应积极消除病因和进行局部治疗，必要时性伴侣同时治疗，治愈后可计划怀孕。

20.孕期阴道炎症有哪些症状？

因病原体不同，分泌物特点、性状及瘙痒轻重不同，孕期阴道炎所表现出的症状也有所不同。滴虫阴道炎的主要症状是分泌物增多及外阴瘙痒，也可有灼热、疼痛、性交痛等。分泌物典型特点为稀薄脓性、绿色、泡沫状、有臭味。外阴阴道假丝酵母菌病患者的瘙痒症状尤为严重，也可有灼痛、性交痛、尿痛等症状，分泌物特征为白色稠厚呈凝乳或豆腐渣样。细菌性阴道炎主要表现为阴道分泌物增多，有鱼腥臭味，尤其性交后加重，可伴有轻度外阴瘙痒、烧灼感。

21. 孕期患阴道炎要治疗吗？

孕期女性一定要重视阴道炎的治疗，阴道炎对孕期的女性影响比未孕的女性影响要大得多，孕期患阴道炎可导致胎膜早破、早产、低出生体重儿等并发症发生。因此要在医生的指导下用药和积极治疗。

22. 孕期患阴道炎怎么办？如何预防阴道炎？

孕期出现不适，如外阴瘙痒、白带异常、有异味等，应及时就诊。医生会对症治疗。治疗常以局部用药为主，孕妇本人不可擅自使用抗生素或其他药物，应在医生的指导下用药，保证胎儿安全。

孕期由于激素水平的变化，阴道的酸碱度也有相应的变化，所以这期间容易患阴道炎。孕妇应注意穿棉质内裤，并且勤换；洗后的内裤最好在太阳下暴晒，避免晾置于阴暗潮湿处；穿着衣物需透气，不要穿紧身衣裤；大便后擦拭的方向应由前至后，避免将肛门处的细菌带至阴道。消毒剂或各种清洁剂频繁使用会破坏阴道的生理平衡，所以清洗阴部最好用清水，而不是各种各样的洗液。避免因男性感染导致的经性交直接传播；避免经公共浴池、衣物、坐式便器等间接传播。

23.怀孕后为什么会患宫颈炎？

宫颈炎是妇科常见疾病之一，很多妇女婚后会有不同程度的宫颈糜烂。怀孕后，随着妊娠月份的增加，孕妇体内雌激素与孕激素水平不断提高，使宫颈的柱状上皮向外移行、组织增生，会使宫颈糜烂症状加重，应在医生的指导下治疗或动态观察发展情况。

24.孕期患宫颈炎有什么症状？

孕期患宫颈炎常表现为阴道分泌物增多、阴道出血。过度的性生活、饮食不当也会加重出血症状。这种出血与自然流产时子宫收缩，使胎盘与子宫分离造成的出血不同，并不直接影响胎儿的发育，只要及时止血治疗，妊娠仍可正常继续。

25.孕期患宫颈炎怎么办？

如果经过检查证实患了宫颈炎，也不必过分焦虑紧张。对于孕期宫颈炎，目前尚无调查研究表明它与胎儿畸形有关。但此时宫颈炎若处理不当，有可能造成胎膜早破、早产等病理妊娠的情况。宫颈炎引起的出血和先兆流产的出血在出血量、时间、颜色上，一般很难自己鉴别，所以要及时到医院检查，积极配合治疗。可采取宫颈局部用药的方法，即使用对胎儿没有毒副作用的栓剂，也可口服安全的药物，或两者联合治疗。

26.患有妇科炎症能怀孕吗？

宫颈炎以慢性较为多见。患宫颈炎后，由于宫颈管内黏稠脓性白带增多，不利于精子穿透宫颈管，故不易怀孕。

阴道有炎症时，大量脓细胞可以吞食精子，降低精子活力，缩短精子寿命。淋球菌、支原体、衣原体、滴虫、真菌等病原体的存在，除可直接吞噬精子外，还可使精子数量减少，质量降低，此外，由于交叉感染，男方会因感染而引起尿道炎、前列腺炎、附睾炎，直接影响精子的质量，降低受孕率甚至不孕。如患有妇科炎症应在治疗痊愈后再计划怀孕为宜。

27.为什么患了输卵管炎症不易怀孕？

输卵管发炎时，黏膜层炎症、充血，纤毛运动功能受损或纤毛被损坏，影响精子和卵子运送，影响受孕；输卵管管腔内炎症，粘连导致阻塞或积水，精子无法和卵子相遇结合，直接导致不孕。

28.患了输卵管炎症应该怎么办？

对于患轻度输卵管炎症的患者，在促排卵的同时给予药物抗炎治疗、物理治疗，消除其炎症，治疗炎症所致的输卵管伞端粘连及输卵管周围组织粘连而达到帮助受孕的目的。如果输卵管炎症比较严重则需要手术方法进行治疗。

29.子宫内膜达到多厚容易怀孕？

子宫内膜在怀孕时迅速增生，使其为胚胎生长发育提供必要条件。子宫内膜厚度达到一定程度是帮助其受孕的必要条件，子宫内膜厚度达到 8mm 以上是保证受孕的基本厚度，1.0mm 左右是最佳的易于受孕的厚度。

30.通过什么方法能够知道排卵情况？

（1）可以借助排卵试纸，通过尿液检测，若出现阳性结果应做好性生活准备或避孕。

（2）身体变化也可了解排卵情况：排卵前后阴道分泌物增多，分泌物非常稀薄、透明、拉丝度增大，像鸡蛋清一样；有些女性在排卵时感觉小腹胀胀的，甚至有人会有胀痛感。

（3）连续监测基础体温变化，即清晨清醒，静卧，未进食，前夜睡眠良好，无情绪波动时可进行基础体温的测量。排卵后，体温可上升 0.3～0.5℃。

（4）B超监测可以直观了解排卵情况。

31. 女性正常排卵不受孕的相关因素有哪些？

有的女性卵子成熟排出后性生活仍不能受孕，其原因很多。女性因素：①输卵管异常、输卵管慢性炎症、输卵管积水或阻塞等；②盆腔粘连、盆腔炎、子宫内膜异位症、盆腔结核等；③子宫内膜病变；④子宫肌瘤；⑤生殖器肿瘤；⑥生殖道发育畸形。男性因素：①精液异常；②性功能异常；③免疫因素。还有就是不明原因的不孕。

32. 女性患了不孕症该怎么办？

（1）一般治疗：根据女性生理年龄选择恰当的治疗方案，增强体质和增进健康有利于改善生育能力；掌握性知识，学会预测排卵期，适当增加性交频率，可以增加受孕机会。

（2）针对病因的处理与治疗：治疗器质性疾病如肿瘤和生殖道异常等；诱发排卵，经检查属于无排卵性不孕情况可以采用药物诱发排卵；改善子宫颈口黏液，药物可以使子宫颈口黏液变得稀薄利于精子穿过；治疗输卵管阻塞，可以采用药物或手术治疗将阻塞的输卵管变为通畅。

（3）不明原因不孕的治疗。

（4）辅助生育技术。

33.患子宫肌瘤影响妊娠吗?

子宫肌瘤对妊娠和分娩会造成一定影响,如妊娠早期,子宫肌瘤的存在不利于受精卵的着床和生长发育容易造成流产、胎位不正。子宫肌瘤会随着妊娠的周数增加而增大,如果子宫肌瘤没有相应的症状肌瘤体积较小,位置不影响受孕可先不予以处理,如果肌瘤有临床症状并影响胚胎着床或妊娠,应对肌瘤进行处理,以减少对妊娠的影响。

34.怀孕对患有子宫内膜异位症的女性有什么影响?

许多女性产后痛经症状明显减轻。因为孕期,在大量孕激素和雌激素的作用下会对异位病灶起到不同程度的抑制作用,从而症状得到缓解。